KB074149

암을 고치는 생활 습관

암을 이겨낸 어느 외과 의사의 고백

암을 고치는 생활 습관

암을 이겨낸 어느 외과 의사의 고백

후나토 다카시 지음   노경아 옮김

iN

일러두기
- 본문 하단의 주는 옮긴이 주다.
- 금액을 원화로 환산하지 않고 엔화 그대로 표기했다.(2023년 9월 기준 1엔은 약 9원)

　지금 이 책을 펼쳐 든 여러분 중에는 본인이 암에 걸렸거나 가까운 사람이 암 진단을 받은 사람이 꽤 있을 것입니다. 어쩌면 진단 후 의사가 시키는 대로 치료를 받았는데도 차도가 없거나 "이제 할 수 있는 게 없습니다", "앞으로 남은 건 완화 의료뿐입니다"라는 말을 들었는지도 모릅니다. 그래도 어떻게든 방법을 찾고 싶어서 이 책을 펼친 것은 아닐까요?

　저는 독자들의 그런 불안을 조금이라도 덜어드리고 싶어서 이 책을 썼습니다.

　저는 의학 연구자는 아니지만 의사가 된 후 임상의로 35년간 암과 함께했습니다. 외과 의사로서 위암, 대장암 등 소화기암뿐만 아니라 폐암, 유방암 등을 수술로 치료해왔죠.

예전에 저는 암세포는 깨끗이 도려내면 없어진다는 의학 상식에 따라 수술 기법을 숙련하는 것을 가장 중요한 임무로 여겼습니다. 그래서 수술 기법을 배우고 기술을 연마했지만, 결국 암을 완전히 치료할 수는 없었습니다. 아니, 정확히 말해 제 메스로는 암을 치료할 수 없었습니다. 나은 사람이 없지는 않았지만 그 환자들은 제가 치료한 게 아닙니다. 제가 손을 조금 보탰을 뿐, 환자 스스로 암을 치료한 것입니다.

외과 의사로서 해를 거듭할수록 이런 생각이 점점 강해졌습니다.

'암 덩어리를 제거할 수는 있다. 그러나 암이 생긴 원인은 메스로 제거할 수 없다. 그렇다면 수술은 진정한 의미의 치료가 아니다.'

그래서 결국 메스를 내려놓기로 결심했습니다. 외과 의사가 된 지 11년째 되던 해였습니다.

메스를 들지 않는 외과 의사를 외과 의사라 부를 수 있을지 모르지만, 어쨌든 저는 다른 길을 찾았습니다.

죽음이 임박한 암 말기 환자 대부분은 집에 돌아가고 싶어 합니다. 그래서 집에서 환자를 돌보는 왕진 의사가 되기로 결심하고 인연이 닿은 지역에서 개업했습니다. 그때 저는 35세였습니다.

그 후 우여곡절도 있었지만, 재택 의료를 선택하는 환자는 점점 늘어서 개업 26년 차인 지금까지 제가 돌본 환자 수는 1천 명을 넘습니다.

그 과정에서 새로운 사실을 깨달았습니다.

하나는, 사람은 반드시 죽는다는 사실을 누구나 알고 있지만 자신이 죽는다는 생각은 아무도 하지 않는다는 것입니다. 그래서인지 암 환자들은 자꾸만 삶과 죽음을 선택하려 합니다. 사람은 반드시 죽으니 죽음은 선택 사항이 아닌데도 말입니다.

물론 죽고 싶지 않을 테니, 죽음을 자신의 일로 받아들이기가 어려울 것입니다. 암이나 죽음이 1인칭 사건이 되면 누구나 당황합니다. 다른 사람과 자신은 뭔가 다르다고 생각하기 때문입니다. 저도 암을 경험하며 그런 기분을 절감했습니다.

또 하나는 죽음이 안도감을 준다는 것입니다. 마지막이 가까워지면서 '나도 죽는 존재였구나'라고 수긍하는 순간, 이상하게도 환자들은 안도감을 느끼는 것 같았습니다.

'부모도, 동료도, 친구도, 이렇게 전부 죽었어. 그래,

나도 똑같아. 그저 내 차례가 되었을 뿐이야.'

그렇습니다. 죽음이 주는 안도감이라기보다 누구나 다 똑같다는 것을 깨닫고 느끼는 안도감이라고 말하는 편이 정확하겠군요. 이런 감정이 마음에 여유를 주는 덕분에 마지막 순간에 많은 사람이 죽음을 운명으로 받아들이면서 감사하는 마음으로 가족에게 둘러싸인 채 떠날 수 있습니다.

하지만 병원에서는 이런 풍경을 보기 어렵습니다. 방문 위에 할아버지, 할머니의 사진이 줄줄이 걸린 오래된 집에서나 이런 풍경을 볼 수 있죠. 조상이 지켜보는 중에 삶이 마무리되는 셈입니다. 이것이 우리의 원풍경*에 가까워서인지, 지켜보는 의사의 마음까지 치유되는 기분이 듭니다.

그렇습니다. 우리는 언젠가 죽습니다.

누구나 죽기 전까지는 살아가므로 굳이 죽음을 생각할 필요는 없습니다. 사는 것만 생각하면 됩니다. 우리가 선택할 수 있는 것은 '사느냐, 죽느냐'가 아니라 '어떻게 사느냐'입니다.

★   개인이나 민족의 미의식이나 가치관 등 심층 의식의 형성에 큰 영향을 미치는 풍경이나 풍토, 체험.

우리는 죽기 전까지 살 것이고, 살아 있는 동안 즐거우면 됩니다. 지금까지도 인생을 즐기며 살아왔고요.

이 책에는 제가 13년간 암과 함께하며 실천한 치료법과 재발 방지법이 담겨 있습니다. 물론 이외에도 다양한 암 치료법이 있을 테고, 제 방법만 옳다고 말할 수는 없습니다. 그래도 그동안 배운 '암과 생활 습관과의 관계'를 충실히 담아낸 이 책이 암으로 고통받는 여러분에게 작은 위로와 희망이 되어주기를 간절히 바랍니다.

이 책에는 기본적으로 체험에 기초한 개인적 생각과 의견이 담겨 있습니다. 당연히 반론이 있을 테고, 불쾌하게 느끼는 분(특히 의사)도 적지 않을 것입니다. 어디까지나 한 의료인의 개인적인 의견이니 양해해주시기 바랍니다.

많은 문헌과 서적을 참고했지만, 이 책은 의학서가 아니므로 출처를 따로 소개하지 않고 참고한 도서 목록만 정리하여 수록했습니다.

다시 한번 이 책의 내용은 제 개인의 의견임을 강조하며, 즐겁게 읽어주시기를 바랍니다.

차례

3장 자주 받는 질문에 대한 답변

1장

의사인 내가 암에 걸렸다

3인칭 암, 2인칭 암

저는 24세에 의사가 된 후로 지금까지 줄곧 암 환자를 치료해왔습니다.

하지만 솔직히 말해 암은 남의 일이었습니다. 소화기외과 의사로서 메스를 열심히 놀리긴 했지만, 암은 어디까지나 환자들의 몫이었습니다. 건강에 자신만만했던 탓에 제가 암에 걸릴 거라고는 생각조차 하지 못했습니다.

저도 환자들과 같은 인간인 데다 2명 중 1명이 암 환자인 현대에 살면서도 암을 '저 사람의 암', '그 사람의 암', '그 남자의 암', '그 여자의 암'이라는 3인칭으로만 받아들인 것입니다.

그러다가 암을 2인칭으로 받아들인 것은 35세 때 일

이었습니다. 마침 클리닉 개업을 준비하던 중이었는데, 61세였던 어머니가 백혈병에 걸렸습니다. 그저 환자의 문제에 불과했던 암이 한순간에 가족의 문제가 되었습니다. 그때부터 암이 2인칭으로 변해 '그 사람의 암'이 아니라 '당신의 암'이 되었습니다.

그런데도 제가 암에 걸리리라고는 꿈에도 생각하지 못했습니다. '나는 암으로 고통받는 사람이 아니라 암을 치료하는 사람'이라는 확신과 오만 탓이었습니다.

하지만 암을 1인칭으로 받아들이는 날이 오고야 말았습니다.

그렇게 나는 암 환자가 되었다

35세에 클리닉을 개업한 후 13년이 흘렀습니다. 저는 병원을 확장하기 위해 수억 엔의 자금을 대출하기로 결심했습니다. 그때 클리닉을 공동으로 경영하던 아내가 말했습니다.

"종합 검진 한번 받아봐."

어차피 큰돈이 오가야 하니, 이 기회에 종합 검진을 받아보라는 것이었습니다. 저는 고개를 저었습니다.

"그럴 필요 없어. 특별히 문제가 없으니까."

"그래도 받아봐."

귀찮았지만, 아내에게 떠밀리다시피 종합 검진을 받았습니다.

검진을 담당한 의사는 초면이었지만, 나와 같은 외과 의사에 나이도 동갑이었습니다.

"후나토 씨는 의사시군요."

"네, 맞아요."

"그러면 이야기가 빠르겠네요."

'문제없다는 말 한마디면 끝날 테니 당연히 빠르겠지'라고 생각하며 '거봐, 괜히 했다니까'라고 말하듯 동행한 아내를 쳐다봤습니다.

의사는 CT 사진을 벽에 달린 라이트박스(형광등 빛에 엑스레이나 CT 사진을 비춰 보는 기기)에 쓱 꽂더니 태연하게 말했습니다.

"후나토 선생님, 여기 이거 RCC예요."

"네?"

갑자기 무슨 소리인지 이해가 되지 않았습니다. RCC란 신장암을 말합니다. 하하하! 착각도 유분수지, 어이가 없더군요.

"네? 뭐라고요? 못 알아들었어요."

"RCC예요."

"네?"

"여기 보시면……."

의사가 사진을 가리키며 말했습니다. 왼쪽 신장에 6

센티미터 크기의 종양이 찍혀 있었습니다.

'뭐야. 이 CT, 내 거 맞아?'

사진에 제 이름이 똑똑히 적혀 있었는데도 착오라고 생각했습니다. 다른 사람 사진에 이름이 잘못 적혔다고 말입니다. 제가 혼란스러워하는 것을 전혀 모른 채 의사는 말을 이어나갔습니다.

"간에는 전이되지 않은 듯하니 수술할 수 있어요."

"네?"

"의뢰서 써드릴게요."

"네?"

이야기가 빨리 끝난다는 게 이런 뜻이었나? 의사가 의사를 진단하는 게 이렇게 쉬운 일이었구나……. 저는 여전히 혼란에 빠진 채 쥐어짜듯 말했습니다.

"자, 잠깐만요! 우리 클리닉의 비뇨기과 선생님이랑 상담해볼 테니 일단 사진을 주시면……."

"네, 드릴게요."

진료실을 나서자 같이 있던 아내가 중얼거렸습니다.

"암이라고 했어."

"아냐, 오진이야. 내가 왜 암이야?"

저는 억지웃음을 지으며 망연자실한 아내를 위로하듯 말했습니다.

21

"내가 암에 걸릴 리가 없잖아."

그때까지도 저는 믿지 못했습니다. 집에 가서도 사진을 보면서 "암일 리가 없어!"라고 몇 번이나 소리 내어 말했습니다. 그러자 정말로 사진의 음영이 암이 아닌 듯 보였습니다. 저는 사진을 오래도록 들여다보았습니다. 냉정하게 이성적으로 보려고 애쓰면 암이 틀림없었습니다. 하지만 "내가 암일 리가 없어"라고 중얼거리며 감정적으로 바라보면 암이 아닌 것처럼 보였습니다.

현실을 도저히 받아들일 수 없었습니다.

'아냐, 절대 아니야. 내가 암이라니 말도 안 돼!

암은 예민한 사람이 걸리는 거야. 섬세해서 스트레스를 잘 받고 면역력이 약한 사람이 앓는 병이라고. 내 성격은 정반대인데 암이 생길 리가 없어!'

마음속으로는 그렇게 외쳤지만, 몸은 공중에 붕 뜬 느낌이었습니다.

우리 클리닉의 비뇨기과 의사에게 엑스레이 사진을 가져갔습니다.

"이거, 아는 사람 사진인데 신장암이라고 했다네요. 어때요?"

제가 아닌 척 거짓말을 했습니다. 비뇨기과 선생님은 안경을 슬쩍 밀어 올리며 사진을 들여다보더니 곧바로 대답했습니다.

"아, 암 맞아요."

환자 본인이 없는 자리에서 의사끼리 하는 이야기라서 짧고 간단했습니다. 이번에도 믿을 수가 없어서 다시 물었습니다.

"네? 진짜 암이에요?"

"네, 확실해요. RCC라서 수술해야 해요."

그제야 저는 솔직히 털어놓았습니다.

"선생님, 사실은 제 사진이에요."

"어? 네?"

비뇨기과 의사가 그렇게 단언했는데도 여전히 믿어지지 않았습니다. 그래서 암이 아닌 다른 병일지도 모른다는 생각으로 이것저것 알아보았습니다. 의사라서 지식은 이미 충분했지만 새삼 의학 서적을 펼쳐 신장암에 대해 조사했죠.

"비뇨기계 종양 대부분이 악성이며 양성은 적다. 또 방사선이나 항암제가 잘 안 들어서 수술로 도려내는 수밖에 없다."

이런 식으로 다 알던 정보를 다시금 확인할수록 심장이 점점 더 요동치기 시작했습니다.

'다행히 나는 아직 수술할 수 있으니까……. 아니야,

무슨 소리야? 난 애초에 암이 아니야. 아니, 암이지만 분명 악성이 아니고 양성일 거야. 아니, 난 암에 안 걸렸어…….'

의사이지만 인간이기도 한 저는 극심한 혼란 속에서 한참을 허우적거렸습니다.

암이 생기면 끝이라고 생각했다

진단받은 날, 저는 조금 울었습니다. 갑자기 죽음을
의식하자 몸이 떨렸습니다. 정신을 차리려 해도 멍해졌
습니다. 마치 다리가 없어진 듯 공중에 둥둥 떠다니는 기
분이었습니다.

24세에 의사가 된 후 10년 이상 수많은 암 환자를
수술했고, 35세에 클리닉을 연 후에도 13년간 암 환자를
치료했습니다. 환자가 침울해할 때마다 "괜찮아요, 걱정
하지 마세요"라고 격려했지요. 그런데 막상 제가 환자가
되고 보니 도무지 기운이 나지 않았습니다.

'암에 걸리면 산다는 보장이 없어. 1기에도 죽을 사
람은 죽는다고……. 역시 암에 걸리면 끝장이야.'

이런 생각이 들어 저도 모르게 머리를 감싸 쥐었습니다. 그동안 환자에게 건넨 말이 얼마나 무책임했는지 깨달았기 때문입니다. 대체 저는 무슨 자격으로 환자들을 격려했던 걸까요?

당연한 말이지만, 저는 의사라서 암이 어떤 병인지 잘 압니다. 하물며 수많은 암 환자를 진료한 소화기 외과 의사이니, 지식과 경험이 많은 만큼 더 무서웠습니다.

지금 와서 생각하니, 아내는 마음이 어땠을까 싶습니다. 아내도 의사이니 암이 어떤 병인지 당연히 잘 알고 있었습니다. 제가 죽을 수 있다는 사실도 누구보다 잘 알고 있었을 것입니다. 진단받은 날 밤 제가 울었던 것처럼, 아내도 어두운 방구석에서 몸을 떨었을지 모릅니다.

'내가 죽으면? 애들은 아직 학생이고, 대출도 많이 남았고, 클리닉이랑 다른 시설의 직원까지 150명 넘게 딸려 있는데……. 어떻게 하지? 그래도 아내가 의사니까 어떻게든 꾸려나갈 수 있으려나?'

한편 이런 생각도 들었습니다.

'편해지겠구나.'

죽어버리면 이런저런 번뇌에서 해방될 테니까요. 의무도, 책임도 사라질 테고, 약속도 지킬 필요가 없습니다.

'하지만 쉰 살도 되기 전에 죽으면 자식들한테 미안

한데······.'

중구난방으로 뻗어나가던 생각은 이윽고 한 가지 결론에 이르렀습니다.

'난 예전에 많은 암 환자를 수술했고, 항암제도 많이 썼어. 그 결과, 메스로는 암을 못 이긴다는 걸 깨닫고 메스를 버렸지. 그때부터 고농도 비타민C 치료, 온열 치료 같은 다양한 보완 대체 요법을 써왔어. 그러니 이건 내 몸으로 치료법을 시험해보라고 신이 주신 기회일지도 몰라!'

저는 암이라는 병을 마침내 받아들였습니다. 그리고 치료법을 생각하기 시작했습니다. 서양 의학과 보완 대체 요법 중 무엇을 선택할지 한참 고민했습니다.

그러다가 깨달았습니다. 내 일이라고 생각하면 냉정하게 판단할 수 없으니 나를 한 명의 환자로 객관화해서 봐야 한다는 것입니다.

성명: 후나토 다카시
성별: 남성
나이: 48세
직업: 의사
병명: 좌측 신장암

이런 사람이 진료실로 나를 찾아왔다면 뭐라고 말할지 생각해보았습니다. 틀림없이 이렇게 말했겠지요.

"후나토 씨는 의사시군요. 그렇다면 이야기가 빨리 끝나겠네요. 암을 얕보지 않으실 테니까요. 역시 수술로 도려내는 게 좋습니다. 도려낼 수 있으니 다행입니다.

일단 수술로 제거한 후에 후나토 선생님이 쓰시는 보완 대체 요법으로 재발을 방지하면 될 것 같습니다."

여기까지 생각이 미쳤을 때, 제 오래된 신념이 떠올랐습니다.

'내게 일어난 모든 사건은 내가 일으킨 것이므로, 반드시 나에게 돌아온다.'

저는 자문했습니다.

'지금껏 환자에게 메스를 실컷 휘둘렀잖아. 막상 당할 차례가 되니 도망치고 싶어?'

그제야 슬슬 각오가 섰습니다. 수술을 체험하기 위해 암에 걸렸는지도 모른다, 환자들의 고통, 아픔, 불안, 두려움을 이해할 절호의 기회일지도 모른다며 마음을 단단히 먹었습니다.

'그래, 수술받자.'

두 번 다시 겪기 싫은 고통

　종양 크기는 6센티미터로 작았지만, 단계는 1B*였습니다. 하지만 막상 배를 열었을 때 전이가 발견되면 단숨에 4기가 될 가능성도 있었습니다. 어쨌든 수술을 해야 정확한 상태를 알 수 있었죠. 이전의 임상 경험 덕분에 제 상태를 예단할 수 없다는 것은 잘 알고 있었습니다.

　일단 마음먹은 후에는 들뜬 마음으로 수술을 기다렸습니다. 전에는 제가 수많은 환자를 수술실 무영등 밑에 눕히고 메스를 잡았지만, 이번에는 제가 누워서 무영

★　신장암은 크기가 4센티미터 이하이면 1A기, 4~7센티미터는 1B기, 7~10센티미터는 2A, 10센티미터 이상은 2B, 신장 밖 전이가 있으면 그 범위에 따라 3기 또는 4기로 분류한다.

등을 올려다볼 차례였습니다. 첫 체험이 임박했다고 생각하니 가슴이 두근거렸습니다.

수술 전날, 마취과 의사가 제 병실을 찾아와서는 콧수염을 보고 말했습니다.

"수술 전에 깎는 게 좋지만, 강요는 안 할게요."

결혼 후 아내가 원하는 대로 콧수염을 쭉 길렀고, 한 번도 깎은 적이 없었습니다. 고작 콧수염이긴 해도 인생의 추억이 깃든 소중한 것이니, 망설였습니다.

하지만 저도 마취과 의사로 일한 적이 있어서 깎아야 한다는 걸 잘 알았습니다. 수술 당일 아침에 수염을 말끔하게 깎았더니, 아내가 병실에 들어서자마자 저를 보고 웃음을 터뜨리며 이렇게 말했습니다.

"당신, 인중이 참 기네!"

부부란 그런 거죠, 하하.

드디어 수술실로 갔습니다. 산책하러 가는 기분이었습니다. 수술대에 누워 무영등을 올려다보니, 수술실 직원들이 저를 내려다보고 있었습니다.

'아, 환자들이 우리 의료진을 이렇게 올려다봤겠구나. 이런 기분이었어.'

등에 관을 집어넣어 경막 외 마취를 받으면서도 감

탄했습니다.

'환자들이 이런 식으로 마취를 받았겠구나. 그래, 이런 느낌이었어.'

마취과 의사가 말했습니다.

"자, 후나토 씨. 지금부터 마취가 시작됩니다."

제가 환자들에게 수없이 했던 말이지만, 감회가 새로웠습니다. 저는 생각했습니다.

'절대 잠들지 않을 거야. 의식을 잃으면 수술을 체험할 수 없으니까.'

고통 없이 의식은 또렷한 채로 수술 과정을 지켜보고 싶었습니다.

"이제 숫자를 세어보세요."

'의식을 잃지 말아야지'라고 속으로 생각하면서 순순히 지시를 따랐습니다.

"하나, 둘……."

'안 잘 거야. 절대 안 자……. 어? 뭐지? 이 소리는?'

쏴, 쏴. 집채만 한 노란 파도가 몰려왔습니다. 철썩.

'아, 파도에 휩쓸렸다…….'

제 기억은 여기까지입니다. 의식이 없는 동안 왼쪽 신장은 깨끗이 적출되었고, 저는 다음 날이 되어서야 눈을 떴습니다.

"언제까지 주무실 거예요!"

"언제까지라니? 지금 깨웠잖아요."

간호사의 말에 살짝 발끈해서 맞받아쳤습니다. 그러자 간호사가 대답했습니다.

"무슨 말씀이세요? 어제 수술한 다른 환자들은 벌써 스스로 걸어서 병실로 가셨거든요."

"네?"

모두 수술 후 회복실에서 쉬다가 병실로 돌아간 듯했습니다. 제가 10여 년간 외과 현장에서 떨어져 있는 동안 수술 후 절차가 바뀌었더군요. 간호사의 말대로 회복실에는 저뿐이었습니다.

걸으려고 애써봤지만 어지러워서 제대로 설 수조차 없었습니다. 빈혈이 있었는지도 모르겠습니다만, 수술 후 며칠간은 현기증으로 힘들었습니다. 그리고 3일 후 경막 외 튜브를 제거하자 엄청난 통증이 몰려왔습니다. 정말 너무너무 아팠습니다. 예전에 제가 수술했던 위암 환자가 했던 말이 떠올랐습니다.

"선생님, 아파요. 상처에 나무젓가락이 끼어 있는 것 같아요."

그 말뜻을 절실히 깨달았습니다. 정말로 나무젓가락

이 끼어 있는 듯한 통증과 당김이 계속되었습니다. 제가 수술을 기다렸다는 게 거짓말 같았습니다. 두 번 다시 겪고 싶지 않은 고통이었죠.

그런데 문득 이런 생각도 들었습니다.

'외과 수술의 최대 장점은 이 통증일지도 모른다.'

이렇게 넌덜머리 나는 고통을 다시 겪지 않으려고 환자들이 생활 습관을 바꾸는 게 아닐까요?

현재 외과 수술은 봉합 흉터와 통증을 최소한으로 줄이는 방향으로 발전하고 있지만, 제 체험에 비추어 생각하면 과연 그게 옳은 방향인지 의심스럽기도 합니다.

건강한 사람은 평생 가도 자신의 장기를 직접 볼 기회가 없습니다. 외과 의사로서 절제된 남의 장기는 수없이 봤지만, 제 장기를 볼 날이 올 줄은 몰랐습니다.

수술 후 완전히 떼어낸 왼쪽 신장과 종양을 보았습니다. 의사의 눈으로 냉정하게 보니 틀림없는 암이었습니다.

내 눈으로 본 것만 믿는다는 생각으로 마음 한구석에서 암을 여전히 부인하고 있었는데, 그제야 비로소 인정했습니다. 대단한 고집쟁이죠?

암세포는 그냥 봐도 흉했습니다. 그러나 신장 전부

가 암 덩어리인 것은 아닙니다. 재발 방지를 위해 신장을 전부 떼어냈지만, 6센티미터짜리 덩어리 말고는 떼어낼 필요가 없는 건강한 신장이었습니다.

저는 정상적인 부분을 바라보며 신장에 대해 미안한 마음이 들어 다짐했습니다.

'신장에 정말 미안하다면 두 번 다시 종양이 생기지 않도록 해야 해.'

입원한 동안, 솔직히 말해 병원 밥에는 손이 가지 않았습니다. 수술과 약 때문에 입맛이 바뀌었나 싶었는데, 아내가 몰래 사다 준 초밥이 너무 맛있어서 안심했던 기억이 납니다.

그런데 부부가 의사면서 이런 짓을 했다고 솔직히 밝혀도 될까요? 하긴, 시효가 끝났으니 괜찮겠지요.

암은 없애는 것이 아니라 사라지는 것

항암제나 방사선 치료는 신장암에 효과가 없어서 둘 다 받지 않았습니다. 그러나 수술 후에는 정기적으로 경과를 관찰했습니다. 당연한 일이죠.

수술 후 약 1년 동안은 2~3개월에 한 번꼴로, 그 후에는 반년에 한 번씩 대학병원에서 검진받았습니다. 그리고 수술받은 지 3년 후부터는 1년에 혈액 검사 2회, CT 촬영 1회씩을 했습니다. 그 후 13년이 되는 지금까지 이 루틴을 유지하고 있습니다.

신장암은 다른 암과 달리 종양 표지자가 없어서 혈액 검사만으로는 재발 여부를 확인할 수 없습니다. 신장암이 폐로 잘 전이되는 것도 그 때문입니다. 그래서 흉부 엑스레이, CT, MRI, PET(양전자 단층촬영) 등 영상의학과 검사가 필요합니다. 암 조직은 주변 조직에 비해 대사가 활발하므로 PET 검사로 찾아낼 수 있습니다. 그뿐만 아니라 일반 채혈로 전이 및 재발 여부는 물론, 혼자 남아 열심히 일하는 오른쪽 신장의 기능도 점검합니다.

경과 관찰 기간은 암 종류에 따라 천차만별입니다. 신장암은 10년, 15년이 지나도 재발할 수 있다고 합니다. 제가 진료한 환자 중에도 15년 후에 재발한 분이 있었습니다.

암 진단 후 13년이 흘렀습니다. 환갑을 넘었지만, 지금도 마음을 놓지 못합니다. 왼쪽 등허리(원래 좌측 신장이 있던 곳)가 아플 때마다 불안해집니다.

솔직히 말해 제 몸속에는 아직 암이 있을 것입니다. 그래서 늘 이렇게 마음을 다잡습니다.

'암은 아직 있다. 다만 (자세한 내용은 뒤에 말하겠지만) 내가 암의 목소리를 잘 듣고 생활 습관을 바꿔 면역을 활성화하면 설사 암세포가 남아 있다고 해도 덩어리가 커지지 않을 테니 건강하게 생활할 수 있다. 생활 습관이 가장 중요하다. 암은 없애는 게 아니라 스스로 사라지는 것이니까.'

환자들의 태도가 달라졌다

"암이 발병한 후, 환자들을 대하는 마음가짐이 달라지지 않았나요?"

인터뷰하다 보면 이런 질문을 받을 때가 있습니다. 답은 '아니오'입니다. 실제로는 암 발병 후 제가 아니라 환자들의 태도와 표정이 달라졌습니다.

전에는 이렇게 말하는 환자가 많았습니다.

"선생님, 암 환자의 마음은 암 환자밖에 몰라요."

이게 무슨 뜻일까요? 당시 암을 경험하지 못한 저는 그 말뜻을 이렇게 추측했습니다.

'선생님은 우리 암 환자의 마음을 몰라요. 입장이 다르잖아요. 선생님은 위에서 내려다보고 있으니까요!'

당연히 내려다볼 마음은 없었습니다. 같은 눈높이에서 환자에게 공감하며 치료하려고 노력했습니다. 환자가 그렇게 느끼지는 못했겠지만요.

이제 저는 암으로 수술받은 사실을 초진 환자에게도 숨기지 않고 말합니다.

"저도 암 환자였어요. 수술도 받았다고요!"

그러면 환자의 낯빛이 확 달라집니다.

"네? 선생님도 암이었어요?"

모두 진심으로 기뻐하는 표정을 짓습니다! 다들 정말 너무하더라고요, 하하. 그리고 약속이나 한 듯 이렇게 말합니다.

"그러면 선생님도 제 마음을 잘 아시겠네요."

아뇨, 모릅니다. 암 환자라도 사람마다 생각이 다르니까요. 사실 암 환자뿐만 아니라 다른 사람의 마음은 아무도 모르는 거 아닐까요.

그래도 괜찮습니다. 환자가 저를 동료로 생각해준다면 그것으로 충분합니다. 의사가 마음을 알아준다고 느끼면 환자와 의사 사이에 신뢰가 싹트고 정신적 에너지가 샘솟습니다.

그래서 저는 "선생님도 제 마음을 잘 아시겠네요"라는 말에 이렇게 답합니다.

"아뇨, 잘 모릅니다."

"네?"

"그래도 같은 암 환자니까 그 괴로움을 상상할 수는 있죠. 저도 죽음의 문턱에 서봤으니까요."

"그렇죠?"

"그래요."

제가 암을 겪었다는 것을 아는 순간 환자들이 전우라도 만난 듯 반가워하는 이유가 무엇일까요?

환자들도 진단받은 순간 '이제 난 틀렸다'라며 우울해했을 게 틀림없습니다. 그런데 한때 암 환자였던 의사가 건강해져서 자신을 진찰하고 있다니요. 그것만으로도 희망이 보이지 않을까요? 비단 제 생각만은 아닐 것입니다. 더 나아가 환자들은 이렇게 말하고 싶은지도 모릅니다.

"선생님도 암 환자였는데 지금 이렇게 건강해지셨네요. 어떻게 나았어요? 선생님처럼 하면 저도 나을 테니 가르쳐주세요. 말씀대로 할게요."

그러면 저는 이렇게 말할 것입니다.

"그러면 먼저 물어볼게요. 왜 암이 생겼다고 생각하세요?"

"글쎄요."

"원인 없는 결과는 없어요. 암은 환자분의 생활 습관이 낳은 결과예요. 면역이 저하된 원인이 분명히 있을 거예요."

2장

암의 말을 듣다

수술 후 나에게 적용한 실제 치료법

　　원래 신장암에는 항암제나 방사선 치료가 거의 듣지 않을 뿐 아니라, 1기인 경우에는 수술만으로도 10년 생존율이 90퍼센트 이상이어서 담당 의사도 추가 치료를 적극적으로 권하지는 않았습니다. 그래서 수술만 받고 1주일쯤 일찍 퇴원하여 면역력 향상 요법과 보완 대체 요법을 실시하며 재발을 막기로 했습니다.

　　통합 의료란 원래 서양 의학과 보완 대체 의료CAM, Complementary Alternative Medicine를 합친 것이 아니라 이 둘을 분해하여 다시 재구축한 학문 체계라고 합니다. 서양 의학과 보완 대체 요법의 장점을 받아들이고 약점을 보완한 것 같습니다. 다시 말해 온갖 효과적인 치료법을 총동원하여 암을 극복하는 전략이라 할 수 있습니다. 그래서 저는 기존의 서양 의학(수술, 항암제 등) 치료를 받는 동시에 완화의료 정신에 기반한 보완 대체 의료도 진행했습니다.

보완 대체 의료의 구체적인 내용으로는 고농도 비타민C 수액 요법, 림프구 수액 요법, 오존 요법, 수소 가스 요법, 환원 전자 치료, 온코서미아Oncothermia와 인디바Indiba를 활용한 고온 및 저온 온열 요법, 한방, 기공, 최면 요법, 종교 상담과 각종 마사지, 보충제 투여 등이 있습니다.

모든 치료법이 효과적이지만, 무엇보다 생활 습관을 바로잡는 것이 가장 중요합니다. 나중에 더 자세히 살펴보겠지만, 암이 생기기 전에 가지고 있던 생활 습관 때문에 암이 생겼으므로 생활 습관부터 바로잡아야 합니다. 생활 습관이 개선되면 자연 치유력이 향상되어 몸이 좋아집니다.

보완 대체 요법은 생활 습관을 바로잡은 후 회복 속도를 높이는 데 도움을 줍니다. 물론 암을 제거하는 효과도 있다는 사실이 밝혀졌지만, 특히 서양 의학의 부작용을 줄이거나 자연 치유력을 높이는 데 큰 효과를 발휘합니다.

다만 생활 방식이 어느 정도 개선되었는가에 따라

그 효과는 하늘과 땅만큼 차이가 납니다. 제 임상 경험에 기반하여 다시 말하지만, 보완 대체 요법은 어디까지나 생활 습관을 바로잡는다는 대전제가 충족될 때만 실시해야 합니다.

제가 수술 후 시행한 치료법은 다음과 같습니다.

• 고농도 비타민C 수액 요법

'부작용 없는 항암제 요법'으로 불리는 효과적인 치료법입니다. 종양을 축소하거나 종양 표지자를 감소시키며, 말기 환자의 QOL$^{Quality of Life}$, 즉 삶의 질 향상에 크게 공헌합니다.

항암제를 대체할 정도는 아니지만 항암제와 병용하면 부작용을 줄이고 효과를 최대화할 수 있습니다.

저 같은 적출 수술 환자는 면역력을 강화하기 위해 적어도 1년쯤 실시하는 것이 바람직합니다. 저는 2년간 주 1회 실시했습니다.

• 환원 전자 요법

활성 산소$^{Free Radical}$가 암이나 노화의 원인이라는 사실은 잘 알려져 있습니다. 각종 자극(자외선, 피로, 바이러스 감염 등)으로 세포 내에 발생한 활성 산소가 유전자를 훼

손(산화=전자 강탈)하면 정상 세포가 암세포로 변한다고 합니다.

활성 산소가 조직을 산화시켜 암세포를 만들어낸다는 것은, 거꾸로 말해 비정상 조직에 전자를 주입(환원)하면 활성 산소가 중화되어 정상 세포로 돌아간다는 이야기도 됩니다. 이 이론에 착안한 치료법이 환원 전자 요법입니다. 저는 이 치료법을 매일 60분씩 실시했습니다.

• 온열 요법

암세포는 열에 약해서 42.5℃ 이상의 열에서 변성됩니다. 그래서 등장한 것이 몸 심부에 줄 열Joule Heat을 가하는 고주파 열 치료인데, 이때 온코서미아라는 온열 치료기가 쓰입니다.

우리 클리닉에는 온코서미아 외에도 몸 심부에 열을 가하는 기기인 인디바가 있어서 두경부나 팔다리 등 온코서미아를 쓰기 어려운 부위에도 온열 요법을 실시할 수 있습니다. 참고로, 저는 치료기 하이퍼서미아Hyperthermia로 저온 온열 요법을 실시했습니다. 이에 대해서는 나중에 설명하겠습니다.

• HSP 입욕법

훼손된 세포를 복구하는 단백질인 HSP[Heat Shock Protein], 즉 열 충격 단백질을 늘리면 암을 비롯한 다양한 병을 치료하는 데 도움이 됩니다. 나중에 자세히 말하겠지만, 저는 수술 후에 HSP 입욕법을 꾸준히 실천했습니다.

HSP 연구로 유명한 이토 요코[伊藤要子] 박사의 주장에 따르면 42℃로 10분, 41℃로 15분, 40℃로 20분 입욕 중 한 가지를 선택하여 주 2회 실시하는 것이 이상적인데, 저는 42℃로 10분 입욕을 수술 후 반년 정도 실시했습니다.

• 림프구 수액 요법

암에 맞서는 주인공은 림프구입니다. 림프구의 종류도 다양한데, 특히 암세포를 직접 공격하는 것이 NK[Natural Killer] 세포와 CTL[Cytotoxic T-Lymphocyte]★, 즉 세포 독성 T 림프구입니다.

제 몸속에는 저의 신장암을 아는 림프구가 이미 존재합니다. 채혈하여 림프구를 추출한 후 그것을 1,000배 정도로 배양한 다음, 수액으로 몸에 다시 주입하여 면역력을 높이는 것이 림프구 수액 요법입니다. 림프구를 3주

★　바이러스에 감염된 세포, 손상된 세포 등을 죽이는 T 림프구. 원서에서는 '조직 장해성 림프구'라고 부른다.

간 배양하여 주입하고, 다시 채혈하여 3주간 배양했다가 주입합니다. 이렇게 6회 실시하는 것이 1세트인데, 저는 수술 후 2세트를 실시했습니다.

• 한방 치료

아내가 한방 전문의이기도 해서, 신장암으로 진단받은 후 하루도 빠짐없이 제 체질에 맞는 생약을 달여 복용했습니다. 수술 후 13년이 흐른 지금까지도 보양을 위해 한방약은 꾸준히 복용하고 있습니다.

• 건강 보조 식품

시중에 암에 관련된 건강 보조 식품이 넘쳐납니다. 저마다 효과가 있다고 호소하지만, 건강 보조 식품은 치료보다 예방용으로 활용하는 게 옳다고 생각합니다.

수술 후에 제 이야기를 들은 제약회사나 지인이 건강 보조 식품을 산더미처럼 보내준 덕에 2~3개월 주기로 이것저것 시험해볼 수 있었습니다. 암이 재발하지 않은 건 그 덕분인지도 모르지만, 어쨌든 지금은 보조제를 복용하지 않습니다.

이와 같이, 환자들에게 처방했던 다양한 보완 대체

요법을 제가 직접 체험했습니다. 효과가 어땠냐고요? 암으로 진단받은 지 13년이 흐른 지금까지 아주 건강합니다!

요즘은 수소 가스 흡입 요법에 주목하고 있습니다. 수소 가스를 산소와 함께 들이마시는 획기적인 치료법이죠. 수소 가스가 다양한 질병과 증상에 효과가 있다는 사실은 동물 실험으로 이미 증명되었습니다. 지금은 수소 가스가 사람에게도 유효하다는 전제하에, 게이오기주쿠慶應義塾 대학병원에서 심정지 후 증후군에 미치는 효과를 검증하는 중입니다. 또 암 치료에 미치는 효과도 여러 연구회와 학회에서 검증하려 노력하고 있습니다. 머잖아 의료보험이 적용될 것으로 기대하고 있습니다.*

이처럼 암 치료법은 다양하고 각각의 방법에는 많은 가능성이 숨어 있습니다. 요즘은 환자들도 무척 열심히 공부해서 감탄하곤 합니다.

★   현재 한국에서는 의료보험이 적용되지 않는다.

항암제, 표적 항암제, 면역 항암제 옵디보

항암제는 덩어리가 없는 암, 즉 도려낼 수 없는 암에 주로 쓰입니다.

그런데 아시다시피 부작용이 있습니다. 원래 화학 무기인 독가스에서 힌트를 얻어 만들어진 약이니까요. 제2차 세계대전 중이었던 1943년 말 독일군이 미국 수송 선을 폭격했을 때 독가스인 질소 머스터드Nitrogen Mustard가 누출된 사건이 있는데, 그때 가스에 노출된 병사들의 백혈구가 격감한 데 착안하여 항암제를 개발한 것입니다.

기존 항암제는 암세포뿐만 아니라 정상 세포까지 융단 폭격하는 약입니다. 즉, 암세포를 5개 죽이면서 정상 세포도 2개 죽이는 식이죠. 그러나 최근의 연구로 기존 항암제가 고형암에 미치는 효과가 한정적이라는 사실이 밝혀졌습니다. 심지어 환자에게 항암제를 처방하는 의사가 자신이 암 환자라면 항암제를 쓰지 않겠다고 폭로한 책이 있을 정도입니다. 그런 의미에서 구식 항암제는 머잖아 사라질 듯합니다.

한편 표적 항암제*라는 것이 있습니다. 기존 항암제와는 달리 정상 세포를 가능한 한 보존하면서 암세포만 공격하도록 개발된 약입니다. 표적 항암제의 성능은 연구진과 제약회사가 노력한 덕분에 해를 거듭할수록 좋아지고 있습니다. 제가 암 진단을 받은 13년 전에 비해 훨씬 진화한 상태입니다.

다만 고도의 전문적 지식이 필요하므로 전문의만 취급할 수 있는 데다 가격도 매우 비싸서 하루빨리 의료보험이 적용되기를 기다리고 있습니다.**

머잖아 부작용이 거의 없는 항암제나 표적 항암제가 개발되어 안심하고 암을 치료할 수 있기를 바랍니다. 기존 약도 성능이 점점 더 좋아질 테지요.

★   특정 단백질이나 특정 유전자 변화에 작용하여 암세포의 성장 및 분화 신호 전달을 차단하는 항암제. 암에서만 특이하게 활성화되는 효소를 표적으로 공격하므로 부작용이 적은 대신 내성이 생길 수 있다.
★★   한국의 경우, 일부 표적 항암제는 의료보험이 적용된다.

저는 만에 하나 신장암이 재발하거나 다른 암이 생기더라도 일반적인 항암제는 쓰지 않을 생각입니다. 제암에 적합한 표적 항암제가 있을 때만 효과와 부작용을 꼼꼼히 따져보고 사용할 것입니다.

그러나 앞서 말한 대로 '내게 일어난 모든 사건은 반드시 나에게 돌아온다'라는 신념에 따라, 의사로서 환자에게 많은 항암제를 투여했으니 제 몸에도 항암제를 써야 할 때가 올지도 모르겠습니다.

면역 항암제*인 옵디보에도 기대가 큽니다. 원래 암세포는 림프구가 공격할 때 망토를 뒤집어쓰고 숨거나 피합니다. 그래서 항암제를 소량으로 써야 암이 망토를 벗고 '나, 암세포야'라며 얼굴을 내밉니다. 이것을 '항원제시'라고 하는데, 이런 상황에서 옵디보가 효과를 발휘한다고 알려져 있습니다.

하지만 지금 기준으로는 각종 항암제로 치료하고도 효과를 못 보았을 때만 옵디보 사용에 의료보험이 적용됩니다. 다시 말해 처음부터 옵디보를 쓰기는 어렵다는 뜻이죠.

★   암 자체를 공격하지 않고 인공 면역 단백질을 투여하여 면역 체계를 자극함으로써 면역을 활성화하는 항암제. 부작용이 적은 편이나 아예 없지는 않고 가격이 매우 비싸다.

개인적으로는 항암제보다 옵디보를 먼저 쓰는 게 바람직하다고 생각합니다. 면역 폭주 등 부작용이 있으니 경과를 신중하게 관찰해야겠지만, 앞으로는 좀 더 편하게 옵디보를 쓸 수 있길 바랍니다.

방사선 치료

암 치료의 대전제는 '도려낼 수 있는 것은 도려낸다' 는 것입니다. 하지만 도려내기 어려운 암이 있습니다. 특히 식도암이나 두경부암은 수술이 어려울 때가 많아서 방사선 치료가 효과적입니다. 뇌에 전이된 암에는 감마 나이프가 효과적이고요.

또 암의 종류나 암이 생긴 부위에 따라 수술보다 방사선 치료가 더 효과적인 경우도 있습니다.

표준 치료법에 개인적으로 순서를 매긴다면 다음과 같습니다.

① 수술

② 방사선 치료

③ 항암제

수술하면 암을 정확히 도려낼 수 있습니다. 다시 말해 수술은 정상 세포의 손상을 최소화하는 방법입니다. 그래서 수술로 제거할 수 있는 암세포는 일단 수술로 제거하는 것이 원칙입니다.

한편 방사선 치료는 정확성이 떨어집니다. 암세포 주변을 동그랗게 둘러싸듯 공격하므로 주위의 정상 조직까지 희생됩니다.

마지막으로 항암제는 수액이나 내복약의 형태라서 약 성분이 전신에 퍼집니다. 따라서 심각한 부작용으로 면역 기능이 망가질 수 있으니 신중하게 선택해야 합니다. 다만 백혈병이나 악성 림프종일 때는 긍정적으로 검토할 필요가 있습니다. 면역 항암제에 적응만 된다면 적극적으로 도전해보는 것이 좋습니다. 거기에 보완 대체 요법을 병행하면 효과를 높이고 부작용을 줄일 수 있습니다.

요양하며 깨달음을 얻다

　수술 후 다양한 보완 대체 요법을 실시했지만, 사실 가장 유익했던 것은 요양이었습니다.

　"지금부터 요양할 테니까 한 달 동안 연락하지 마."

　그렇게 선언하고 요양에 들어갔는데, 클리닉 직원들이 정말로 한 달 동안 단 한 번도 연락하지 않았습니다. 덕분에 느긋하게 요양에 전념할 수 있었습니다. '내가 없어도 괜찮은가 봐. 내가 필요 없는 거야?'라는 생각에 살짝 충격을 받기도 했지만요.

　나중에 들은 이야기인데, 제가 없는 동안 아내가 병원 일을 감당하느라 애를 많이 썼다고 합니다. 절대 전화하지 말라고 주위 사람들에게 신신당부하며 동분서주

한 모양입니다. 아내뿐만 아니라 비뇨기과 의사와 마취과 의사, 순환기내과 의사 등 많은 동료가 도와주어 잘 요양할 수 있었습니다. 감사할 따름입니다.

한편 이런 생각도 들었습니다.

'내가 없어도 병원이 돌아가는구나. 내가 없으면 안 된다는 건 나 혼자만의 생각이었나 보다. 그런 독선이 만들어낸 부담감이 스트레스를 낳고 결국 암까지 만든 건 아닐까?'

요양 장소는 고향인 기후현 세키시 호라도로, 대자연이 펼쳐진 한가로운 곳입니다. 우거진 초목이 눈과 마음을 편안하게 어루만져주고, 고층 건물 하나 없는 탁 트인 하늘과 맑은 공기가 지친 몸에 조금씩 스며드는 곳이죠.

눈코 뜰 새 없이 바빴던 시간이 꿈같이 느껴질 만큼 호라도의 생활은 한가했습니다. 어쨌든 초목과 하늘 말고는 아무것도 없었으니까요. 요양을 시작하기 전에는 할 일이 없으니 하루가 길지 않을까 생각했는데, 실제로는 반대였습니다. 눈 깜빡할 사이에 해가 지고, 밤이 오고, 또 아침이 밝았습니다. '하루가 이렇게 짧았구나' 싶어서 새삼 놀랐습니다.

다리 근육이 약해지는 게 싫어서 무조건 많이 걸었고, 명상도 많이 했습니다. 편안히 앉아 자연과 하나가 되었다고 상상하면서 머릿속을 완전히 비운 채 눈을 감고 천천히 호흡하는 거죠. 멋있게 표현했지만, 한마디로 멍하니 앉아 있었습니다.

식욕도 없어서 항상 공복 상태였습니다. 영양을 보충하는 게 좋지만, 무리하는 것도 좋지 않으니까요. 오히려 공복을 유지하여 내장을 쉬게 하니 몸이 가벼웠습니다.

대자연 속을 걷고 명상하다 보면 어느새 해가 저물어서 매일 일찍 잠자리에 들었습니다. 요양 기간에는 정말 잠을 잘 잤습니다. 일에 쫓기느라 만성적으로 쌓였던 수면 부족을 만회하려는 듯 푹 잤습니다.

요양 중에 제가 별생각 없이 했던 이 모든 일이, 사실 암 예방에도 매우 도움이 되었습니다.

우리 몸의 면역력을 믿어라

그런데 저는 왜 암에 걸렸을까요?

외과 의사로서 메스를 휘두르던 시절에는 암을 해치워야 할 나쁜 적이라고만 여겼습니다. 그리고 클리닉을 개업한 후에는 완화의료에 몰두하여 모르핀 사용법만 생각했습니다. 다시 말해 대증 요법에만 관심을 기울인 것입니다. 애초에 왜 병이 걸렸는지 근본적인 이유는 전혀 생각하지 않았습니다.

암으로 진단받았을 때도 어째서 병이 생겼는지 몰랐습니다. 짚이는 데가 없었다기보다 그저 암에 걸릴 이유가 없다고 생각했습니다. 그래서 암 발병을 사고로 받아들였습니다.

환자들에게는 암이 생활 습관병이니 일상생활을 개선해야 한다고 말했으면서, 제 생활 습관은 전혀 신경 쓰지 않았습니다. 그렇게 살다가 암이 생겼으니, 말 그대로 제 머리 못 깎는 중이었죠.

발병 후에는 대증 요법에 몰두하던 의사의 관점을 버리고 암 환자가 된 자신을 최대한 객관화하여 암이라는 병을 다시금 들여다보았습니다.

과연 암이란 무엇일까요? 수많은 암 관련 서적, 암센터를 비롯한 의료 기관의 홈페이지에서는 암의 원인을 '유전자 오류가 축적된 결과'라고 정의합니다. 소위 '다단계 발암설'을 지지하는 것인데, 문제는 암이 왜 다단계로 발생하느냐 하는 것입니다.

유전자는 일상적으로 오류를 일으킵니다. 거기에 스트레스, 수면 부족, 식생활의 혼란, 체온 저하, 흡연, 과음 등의 생활 습관, 자외선과 전자파 등 각종 요인이 방아쇠로 작용하면 유전자 오류가 가속됩니다. 암세포화하는 속도가 빨라지는 것입니다.

돌이켜보니, 제 생활 습관은 정말 심각했습니다. 무엇보다 잠이 늘 부족했습니다. 하루도 빠짐없이 날이 바뀐 후에야 잠자리에 들었으니까요. 한참 자다가 밤중에 불려 나갈 때도 많았습니다. 제대로 자지 못한 탓에 낮에는 늘 졸았습니다. 환자의 가슴에 청진기를 댄 채로 꾸벅꾸벅 조는 바람에 환자가 "선생님! 지금 조신 거예요?"라고 놀라서 물은 적도 있습니다.

식사도 소홀했습니다. 병과는 거리가 먼 튼튼한 체질이라고 믿고 아무 생각 없이 먹고 싶은 대로 먹었습니다. 아내는 입이 닳도록 잔소리를 늘어놓았지만, 저는 듣는 척만 하고 전혀 관심이 없었습니다.

몸이 차면 좋지 않다는 것을 알면서도 체온은 신경 쓰지 않고 차가운 청량음료를 즐겨 마시기도 했습니다.

건강한 사람의 몸속에서도 매일 5,000개 정도의 암세포가 생겨납니다. 2명 중 1명(50퍼센트)이 암에 걸린다고 하지만, 알고 보면 둘 다(100퍼센트) 암세포를 만들고 있습니다. 암세포가 없는 사람은 없습니다.

그러나 대개는 자연 발생한 암세포를 면역 세포(림프구)가 퇴치합니다. 몸이 자연 치유력으로 암세포를 없애는 덕분에 암에 걸리지 않고 살아가는 것입니다. 그런데 요즘은 2명 중 1명이 암 진단을 받습니다. 말하자면 둘 중 한 사람은 암 퇴치 시스템에 문제가 생겼다는 뜻입니다.

좋지 않은 생활 습관을 오래 유지하면, 다시 말해 자

연 치유력을 떨어뜨리는 생활을 지속하면 암세포가 2천만 개까지 서서히 늘어납니다. 그렇게 해서 암 덩어리가 5밀리미터 정도로 커지면 영상에 나타납니다. 그리고 암으로 진단받습니다.

원래는 사라졌어야 하는 암세포가 암을 키우는 생활 방식 때문에 결국 수면 위로 드러나는 것입니다. 거꾸로 생각하면, 자연 치유를 방해하지만 않으면 몸이 암세포를 저절로 없앤다고도 말할 수 있습니다.

암은 결과다

"재발은 우연한 사고와 같아서 대처할 방법이 없다" 는 것이 표준 치료의 입장입니다. 한마디로, 말도 안 되는 소리입니다. 그렇다고 하기엔 포기하지 않고 암을 극복한 사람이 너무 많습니다.

"암을 도려냈으니 이제 괜찮다"라는 말부터 애초에 거짓말입니다. 저도 외과 의사 시절에 열심히 암을 도려냈지만, 그것만으로는 암을 치료할 수 없었습니다. 어떤 암이든 재발 위험이 있기 때문입니다.

암은 좋지 않은 생활 습관이 낳은 결과입니다. 그러니 그 이유는 그대로 두고 메스나 방사선, 항암 치료로 결과에만 대처하면 재발하는 것이 당연합니다.

저도 수술 후 의사에게 이런 말을 들었습니다.

"이제 다 떼어냈으니 자유롭게 지내셔도 됩니다."

정말 어처구니없는 소리입니다. 하고 싶은 대로 하며 자유롭게 살았기 때문에 암이 생긴 것이니까요.

"나쁜 곳은 수술로 전부 제거했습니다. 그렇다고 괜찮다고 장담할 수는 없습니다. 환자분이 암에 걸린 건 지금까지 치유력을 저해하는 생활 습관을 유지했기 때문이니까요. 암이 생기는 원인은 몸이 나빠서가 아니라 무리했기 때문입니다. 그런데 어째서 그렇게 무리했을까요? 그 이유를 아는 것이 가장 중요하지만, 지금은 잘 몰라도 괜찮습니다. 일단 면역력을 강화하는 것이 중요합니다. 앞으로는 매일 푹 자고, 음식에 신경 쓰고, 웃음으로 스트레스를 발산하고, 체온을 유지하면서, 운동도 성실히 하셔야 합니다."

전 세계의 의사들이 수술 후 환자에게 이렇게 충고하고 환자들이 그 말을 따른다면 재발률은 아마도 극적으로 낮아질 것입니다.

"선생님, 빨리 수술해서 떼어내주세요. 하루빨리 직장에 복귀하고 싶어요!"

이렇게 말하는 환자가 많습니다. 단언하는데, 지금까지 그런 식으로 살아왔기 때문에 암이 생긴 것입니다.

일을 열심히 하는 건 좋지만, 그게 얼마나 부담이 되고 무리가 되었으면 암이 생겼을까요? 그걸 모르는 사람이 많습니다. 예전의 저처럼 말입니다.

"도려냈으니 이제 괜찮아요. 원래 생활로 돌아가도 됩니다."

이런 태도로는 암을 유발한 생활 습관을 바꿀 수 없습니다. 많은 의사가 이런 식이라서 재발이 줄지 않는 것입니다.

이렇게까지 강조하는 이유는 제가 직접 암 투병이라는 힘든 일을 겪은 후 철저히 반성했기 때문입니다. 이제 그런 아픔은 정말 사양하고 싶습니다. 어찌나 지긋지긋했는지 같은 실수를 다시는 반복하지 않겠다고 수없이 다짐했습니다.

저는 생활 습관, 즉 생활 방식이 암을 만든다고 생각합니다. 그러니 암은 환자 스스로 치료하는 수밖에 없습니다. 그렇다면 3대 암 치료나 보완 대체 의료는 무슨 의미가 있을까요? 그것들은 어디까지나 치료를 돕는 보조적 요소입니다. 물론 21세기 문명의 이기는 최대한 활용해야겠죠.

하지만 더 중요한 사실은 암은 본인의 면역력으로

치료해야 한다는 것입니다.

서양 의학은 문명의 이기입니다. 예를 들어 기후현에서 도쿄까지 갈 때 걸어가는 것보다 신칸센을 타는 게 훨씬 빠른 것처럼, 문명의 이기는 속도를 높여줍니다. 그러면 목적지에 도착한 뒤 여유 시간이 생기겠죠. 마찬가지로, 목적을 빨리 달성하면 인생에서도 자유 시간이 늘어나지 않을까요? 이것이 바로 서양 의학의 역할입니다.

그렇다고 목적을 잊어서는 안 됩니다. 도쿄에 가는 목적이 무엇인가요? 도쿄에 가는 것 자체가 목적이 아니라, 일이 있어서 도쿄에 간다는 사실을 잊어서는 안 된다는 말입니다. 마찬가지로 서양 의학적 치료를 받는 것이 목적은 아닙니다. 암을 치료한 후에 원하는 인생을 사는 것이 진짜 목적입니다.

하지만 편리함에는 대가가 따르는 법입니다. 신칸센에는 비싼 운임이 부과되고, 서양 의학적 치료에는 부작용이 따릅니다. 둘 다 본인이 선택한 결과인 만큼 감당하는 수밖에 없습니다.

암의 말에 귀 기울이기

암 발병 이후 배운 것이 많습니다. 앞에서 말했듯, 암은 좋지 않은 생활 방식을 습관화한 결과이기 때문에 이를 치료하려면 자연 치유력을 저해하는 이전의 생활 습관을 바꿔야 한다는 사실을 가르쳐주었습니다.

또한 암은 저에게 감사하는 마음도 가르쳐주었습니다. 암세포를 포함하여 제 몸을 구성하는 모든 세포에 고마워해야 한다는 것입니다.

저를 구성하는 세포의 유전자는 제 부모님에게서 절반씩 왔습니다. 그리고 이 몸은 태어나서 지금껏 먹고 마신 물과 공기와 음식으로 만들어졌습니다. 몸을 소중히 하는 일은 부모님과 부모님의 부모님을 소중히 여기는 일이고, 지금 지구상에 있는 다양한 식품과 환경에 감사하는 일임을 깨달았습니다.

예전에는 목욕할 때 '먼지야, 사라져라', '때야, 없어져라, 깨끗해져라'라며 몸을 벅벅 문질렀지만, 이제는 '오늘도 일해줘서 고마워', '네 덕분에 오늘도 멋진 하루를 보냈어, 수고했어'라며 부드럽게 문지릅니다.

생각을 바꾼 뒤로는 '암을 이긴다'는 표현을 접할 때마다 어색한 느낌이 듭니다. 암은 정확히 말해 '이기는' 것이 아니라 '고치는' 게 아닐까요? 비록 암세포가 되었지만 원래는 제 몸의 정상 세포였습니다. 그런 암을 '이긴다'고 하면 자기 자신과 싸우는 셈이니까요.

그래서 암(자신)을 공격하여 격퇴하기보다 암을 잘 알고 그 근본 원인을 극복하는 치료법이 필요하다고 믿게 되었습니다.

즉, 병은 바람직한 생활 습관에서 벗어나 있다고 알려주는 경고에 불과합니다. 그중에서도 암은 '이런 식으로 살면 명이 짧아진다'고 경고하고 죽음에 직면하게 만드는 중요한 병이라고 생각합니다.

우리는 우연히 병(암)에 걸린 것이 아니라 병을 예방하는 힘(자연 치유력)을 떨어뜨리는 방식으로 오랫동안 생활한 끝에 암 환자가 된 것입니다.

[도표 1] 설문 응답자의 병명과 단계 분류

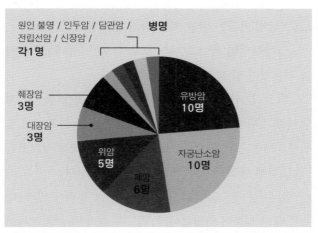

병명

원인 불명 / 인두암 / 담관암 /
전립선암 / 신장암 /
각1명

췌장암
3명

대장암
3명

위암
5명

폐암
6명

유방암
10명

자궁난소암
10명

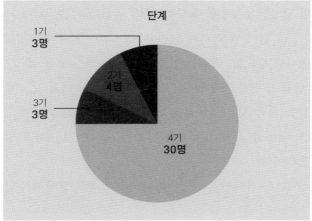

단계

1기
3명

2기
4명

3기
3명

4기
30명

※ 124명 중 유효 응답 수: 위 42명, 아래 40명

그러므로 병과 싸운다는 뜻의 '투병'이라는 말 대신, 병이 몸에 호소하는 말을 듣고 생활 습관을 바꾼다는 뜻으로 '답병'이라는 말을 써야 하지 않을까요?*

답병하려면 몸이 보내는 SOS 신호인 '암의 말'에 귀를 기울여야 할 것입니다.

저는 암 환자들이 암의 말을 어떻게 받아들이는지 알아보기 위해 2014년 11월부터 1년간 우리 클리닉에 통원한 124명의 암 환자를 대상으로 설문 조사를 실시했습니다. 전체 응답자의 75퍼센트가 4기였습니다.

설문 중에 "당신의 암은 당신에게 뭐라고 말하나요?"라는 질문이 있었습니다. 즉, "당신의 일부인 암세포가 당신에게 무엇을 요구합니까?"라고 물은 것입니다.

그 답이 매우 의외였습니다(도표 2). 그 결과를 정리했더니(도표 3), 대부분이 '감사하며 설레는 삶을 살 것', '생활 습관을 개선할 것', '자신을 소중히 여길 것', '희망을 품을 것', '의무감을 버릴 것', '식생활을 개선하고 술, 담배를 끊을 것', '가족 관계를 개선할 것'이라고 말했습니다.

암은 환자에게 죽으라거나 치료하라고 요구하지 않

★　일본어로는 '투병'과 '답병'의 발음이 똑같다.

[도표 2] 암은 당신에게 뭐라고 말하나요? 암 발병 이후 당신은 어떻게 변했나요?
(환자 응답)

- **자신을 소중히** 여겨라. 잘했다고 칭찬해주어라.
- 하루하루가 소중하니, 항상 **희망을 품고** 넓은 시야로 세상을 보라.
- 타인의 배려에 더욱 **감사할 수 있게** 되었다.
- 부족한 것보다 **충분히 가진 것에 감사**하게 되었다.
- 생활 **습관을 개선**하고 쉬어라.
- **의무감을 버리고** 힘들어하는 **사람에게 다가가라.**
- 암은 **삶의 방식을 바꾸라**는 메신저다.
- **더 살아보자**는 생각에 전보다 긍정적으로 변했다.
- **식생활**을 개선하게 되었다.
- 인생을 **다시 한번 생각하라.**
- **희망**을 품고 하루하루를 소중히 여겨라.
- 인생을 **재점검**하고 **금주, 금연**했다.
- 나 자신을 진지하게 마주하게 되었고 **가족과의 유대**가 깊어졌다.
- 모든 것을 긍정적으로 받아들이게 되었고, **나 자신이 하나뿐임**을 다시금 확인했다.
- **생활**이 규칙적으로 변했다.
- **가치관이 달라져** 시간을 소중히 여기게 되었다.
- 나 자신을 받아들이고 다른 사람에게 마음을 열게 되었다.
- 인생을 **돌아보고 식생활을 돌아보라.**
- **하고 싶은 일**을 하라. **아내에게 죽는 모습을 보여줘라.**
- 가장 소중한 것은 나 자신이고, 가족의 인생도 소중하다.
- **감사**하는 마음으로 설레며 살아라.
- 누구도 아닌 **나 자신이 가치 있다는 것을 깨달았다.**
- **가족**과 함께하는 행복을 느끼게 되었고 **병을 겪은** 덕분에 만난 사람들에게 감사하게 되었다.
- 마지막 순간을 생각하게 되었다.

※ 밑줄은 필자가 친 것

71

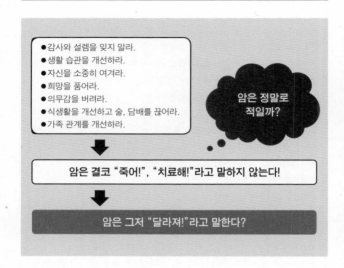

습니다. 오로지 달라지라고 말합니다.

이 결과를 보고도 암이 우리의 적이라고 생각하시나
요?

자연 치유력을 활성화하려면

암의 말에 귀를 기울이면 자신이 이런저런 이유로 몸에 지나친 부담을 주며 살아왔음을 깨닫게 됩니다. 일단 그 부담을 덜어내야 합니다. 그래야 잘못된 생활 방식(생활 습관)을 고칠 수 있습니다. 이 과정 없이는 어떤 치료를 하든 재발 위험을 낮추기 어렵습니다.

수술조차 할 수 없어 6개월 시한부 선고를 받은 말기암 환자가 생활 방식을 바꾼 뒤 20년을 살았다는 사례도 있고, 전이되었던 암까지 완전히 사라졌다는 사람도 있습니다.

이런 이야기를 들으면 서양 의학을 다루는 대부분 "아마 오진이었을 거야", "뭔가 오해가 있었겠지"라고 말할 것입니다.

그러나 제가 직접 경험했습니다. 게다가 그런 체험을 담은 책도 많습니다. 기적의 주인공이라 부를 만한 말기 암 생존자들이 이 세상에는 존재합니다.

그래서 의문이 생깁니다. 그들은 어떻게 암을 없앴을까요? 우리 몸에 말기 암까지도 완치할 만한 힘이 있는 걸까요? 그렇다면 그 힘을 끌어내는 방법은 무엇일까요?

4기를 극복한 사람들은 대부분 3대 암 치료와 보완 대체 요법을 병행했습니다. 아마도 그것이 암 치료에 큰 도움이 되었을 것입니다. 그러나 어떤 치료든 보조적 수단일 뿐, 암을 치료하기보다는 돕는 역할을 할 뿐입니다. 자신을 치료하려는 몸의 잠재력이 암 치료의 핵심입니다. 이 힘을 '자연 치유력'이라 합니다.

어떻게 해야 자연 치유력을 활성화할 수 있을까요? 저는 그 방법을 다섯 가지 항목으로 정리하여 '암을 극복하는 5대 습관'이라고 부릅니다.

암을 극복하는 5대 습관

① 암을 극복하는 수면 습관

② 암을 극복하는 식사 습관

③ 암을 극복하는 운동 습관

④ 암을 극복하는 온열 습관

⑤ 암을 극복하는 웃음 습관

수면, 식사, 운동, 온열, 웃음의 다섯 항목은 건강하게 사는 데 필요한 기본 요소이기도 합니다. 하지만 이것을 제대로 실천하는 사람이 얼마나 될까요? 저도 직접 암을 경험하고 나서야 당연한 일을 일상적으로 실천하는 것이 얼마나 중요한지 뼈저리게 깨달았습니다.

특히 수면 습관과 식사 습관이 중요합니다. 그래서 저는 외래 환자들에게 매일의 수면과 식사를 통한 영양 섭취 없이 병은 절대 낫지 않는다고 단언합니다. 아무리 좋은 시설에서 좋은 약과 치료법을 쓴다고 한들, 기본이 무너지면 병을 고칠 수 없습니다. 그러므로 치료의 대전 제는 못 자는 사람을 자게 하고, 못 먹는(영양분을 제대로 섭취하지 못하는) 사람에게 영양을 공급(수액 포함)하는 것입니다.

또 그만큼 중요한 것이 웃음입니다. 지금은 웃으면 면역력이 강해져 암이 사라진다는 사실이 널리 알려져 있습니다. 웃음은 암을 치료하는 중요한 요소이기도 하지만, 병이 들려주는 이야기를 귀 기울여 들은 덕분에 자신다운 삶을 회복한 사람이 기쁨을 드러내는 방식이기도 합니다.

잠을 제대로 자고 영양을 제대로 섭취하는 것이 치료의 출발점이라면, 웃음은 치료의 종착점입니다. 치료의 진정한 목적은 '자신답게 사는 것'인데, 자신답고 활기차게 사는 사람은 잘 웃기 때문입니다. 웃음은 인생의 목적을 이루는 수단인 동시에 인생의 목적을 성취한 결과인 셈입니다.

그 외 운동과 온열, 보완 대체 의료는 목적에 더 빨

리 다가가도록 돕는 역할을 합니다. 저는 이 모든 요소를 '자연 치유력의 삼각형'이라고 부릅니다.

아래 그림 한가운데의 '뜻'이란 생명이 다할 때까지 이루고 싶은 소원, 자신다운 모습을 말합니다. 평생의 목표나 소원이라고도 말할 수 있습니다.

그렇다면 5대 습관을 자세히 살펴봅시다.

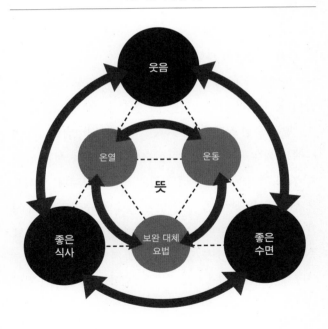

자연 치유력의 삼각형

암을 극복하는 수면 습관

"잠은 충분히 자야지!"

오랫동안 아내는 저에게 수면이 부족하다고 지적했습니다. 하지만 저는 늘 한 귀로 듣고 흘렸습니다.

평균 수면 시간을 정확히는 모르겠지만, 암이 생기기 전에는 확실히 수면이 부족했습니다. 당직을 서는 날에는 밤새 깨어 있었으니 정말 잠이 모자랐습니다. 당직으로 한숨도 못 잔 다음 날은 낮에 계속 잤습니다. 휴식 시간에 잠깐 누우면 바로 곯아떨어졌고, 어이없게도 진료 중에 꾸벅꾸벅 졸기도 했습니다. 그 시절 저는 늘 졸렸습니다. 만성 수면 부족으로 수면 부채가 쌓여 있었던 것입니다.

암 진단을 받고 나서 "그러니까 제대로 자라고 그렇게 말했잖아!"라고 아내에게 또 한 번 야단 맞았습니다. 입이 열 개라도 할 말이 없었습니다.

2014년 미국 시카고대학의 실험 결과, 수면이 부족한 쥐의 몸에서는 암세포가 쉽게 증식한다는 사실이 밝혀졌습니다. 수면이 부족한 상태에서는 암세포를 잡아먹어야 할 면역세포가 오히려 암세포의 증식을 도울 가능성도 있다고 합니다.

도호쿠東北대학이 2만 3,995명의 여성을 7년간 추적 관찰하여 수면 시간과 유방암 발병률의 관계를 조사한 결과, 평균 수면 시간이 6시간 이하인 여성은 7시간 이상인 여성에 비해 유방암 발병률이 1.6배로 높다고 밝혀졌습니다.

그 외에도 암과 수면에 관한 연구 결과나 증거는 많습니다. 제가 겪은 임상 사례에서도 수면과 암의 관련성이 확연히 드러납니다. 지금까지 진료한 암 환자 모두 심각한 수면 부족 상태였던 것입니다. 저는 여러 이유로 암 환자에게 양질의 수면이 꼭 필요하다고 확신합니다.

암 치료의 관건은 병이 낫는 시간을 확보하는 것입니다. 여기서 병이 낫는 시간은 수면 시간입니다. 다시 말해자면 낫습니다. 잠을 푹 자면 굳이 애쓰지 않아도 면역력이 높아지면서 저절로 나을 것입니다.

우리 몸은 밤에만 암을 퇴치합니다. 즉, 자는 동안 암이 사라지는 것입니다. 밤에 자는 동안 몸에서 다양한 복구 호르몬을 분비하여 낮 동안 지치거나 상한 세포와 조직을 회복합니다.

그래서 저는 10-6 수면을 주장합니다. 밤 10시부터 아침 6시까지 8시간을 자야 한다는 뜻입니다. 직업 등의 이유로 도저히 8시간씩 잘 수 없다고 해도, 적어도 6시간은 자야 합니다. 저는 매일 10-6 수면을 실천하면 암이 재발하지 않는다고 암 환자에게 단언합니다. 우리 몸의 자연 치유력은 그만큼 강력하기 때문입니다.

다만 8시간을 자는 게 좋다고 해서 오늘은 9시에 자고 내일은 자정 이후에 잠드는 식으로 취침 시간이 왔다 갔다 하면 안 됩니다. 10시든 9시든, 시간을 정해두는 것이 좋습니다. 잠자리에 드는 시간과 식사 시간을 정해두어야 규칙적으로 생활할 수 있습니다.

달의 차고 이지러짐이 여성의 월경에 영향을 미치듯, 천체의 움직임에 따라 인간의 바이오리듬도 달라집니다. 맥박수, 호흡수, 체온 등도 매우 규칙적으로 반복됩니다. 인간의 맥박은 24시간에 약 10만 회를 뜁니다. 그렇다고 23시간에 10만 번 뛰었으니 나머지 1시간은 쉰다는 식으로는 기능하지 않습니다. 기본적으로 맥박이 1분에 60회 뛰기 때문에 심장은 80년이든 90년이든 계속 일할 수 있는 것입니다.

당연히 잠도 저축할 수 없습니다. 우리 몸은 그렇게 멋대로 쓸 수 있는 시스템이 아닙니다. 그래서 저도 밤을 새운 다음 날에는 낮 진료 시간에 그 대가를 치러야 했던 것입니다.

물론 일을 핑계 대는 사람도 있겠지요. "잠을 아껴가며 일하고 있다"고 말이죠. 저는 그런 사람을 일에 열정적인 훌륭한 사람이라고 칭찬하지 않습니다. 그보다는 직업을 바꾸거나 시간 관리 방식을 바꾸어야 한다고 생각합니다. 내일 할 수 있는 일은 제발 내일 하세요. 일은 내일로 미룰 수 있지만, 오늘의 잠은 내일 보충할 수 없으니까요.

일이든 취미든 일단 열중하면 '조금만 더 하고 자자', '여기까지만 하고 자자'라며 잠을 미루기 쉽다는 건 잘 압니다. 하지만 제가 그러다가 암이 생겼다는 사실을 잊지 마시기 바랍니다.

"엄마가 밤늦도록 손수 떠주셨네"라는 노랫말이 있습니다. 1956년에 발표된 <엄마 노래母さんの歌>의 한 구절입니다. 손뜨개 장갑과 엄마의 사랑에는 감사드리지만,

되도록 낮에 떠주시는 게 좋겠습니다. 많은 일본인이 잠을 아껴가며 일에 열중하는 것을 미덕으로 생각하는데, 아주 잘못된 생각입니다.

밤잠을 줄일 게 아니라 아침형 인간이 되어야 합니다. 아침에 일을 하면 더 잘됩니다. 무슨 책에서 봤는지는 잊었지만, 도쿄대학 의대에 합격한 공부 잘하는 학생들은 밤샘 공부는 하지 않는다고 합니다. 오히려 8시간 정도로 수면을 충분히 취하고 아침에 효율적으로 공부하는 사람이 많습니다. 잠자리에 드는 시간, 일어나는 시간, 공부하는 시간 등을 정해두고 계획을 충실히 지키는 덕분에, 생각보다 공부하는 시간이 짧습니다. 공부란 교과서를 뇌로 복사하는 행위일 뿐이고, 공부한 내용을 기억에 새겨 넣는 작업은 자는 동안 이루어지기 때문입니다.

더 잘 자는 요령

    수면 습관을 개선하여 매일 10시에 잠자리에 들기로 마음먹었지만 좀처럼 잠을 이루지 못하고 있다고요? 어쩌면 자정이 넘어서도 뒤척이기만 하고 잠들지 못할 수도 있습니다. 그래도 다음 날 아침에는 6시에 일어나야 합니다. 1시에 잠들었다며 8시간 후인 9시에 일어나면 안 됩니다. 그러면 1시에 잠드는 습관이 생기기 때문입니다.

    그러니 몇 시에 잠들든 6시에 일어납시다. 잠이 모자라서 그날 하루는 피곤할 것입니다. 어쩌면 낮에 꾸벅꾸벅 졸지도 모릅니다. 그러나 그날 밤에는 잠이 잘 오겠지요. 그러니 졸리지 않아도 10시에는 무조건 잠자리에 들도록 합시다. 그리고 몇 시에 잠들든 아침에는 힘내서 일찍 일어납시다. 이 과정을 반복하면 몸이 수면 리듬을 기억할 것입니다. 며칠을 뒤척였는데도 수면 리듬이 바뀌지 않아 포기하고 싶은 사람도 있을지 모릅니다. 그래도 끈질기게 밀어붙이세요.

이때 잠이 안 온다고 스마트폰을 들여다보면 안 됩니다. 스마트폰 화면의 블루라이트를 감지하는 순간 뇌의 수면 스위치가 꺼지니까요.

눈만 그런 게 아닙니다. 귀와 손바닥에도 빛을 느끼는 센서가 있어서 안대를 해도 귀와 손으로 빛을 느낄 수 있습니다. 귀에 빛을 쪼여서 시차 적응을 돕는 이어폰 모양의 여행용품이 있을 정도입니다. 귀에 있는 빛 센서를 자극하여 낮과 밤의 시차를 조정하는 것이죠. 그러니 잘 때는 방을 깜깜하게 만드는 게 좋습니다.

한편 잠을 잘 자려면 숙면을 방해하는 요소를 없애야 합니다. 대표적인 것이 일, 불안, 통증입니다. 일 때문에 수면 시간을 충분히 확보하지 못한다면 일을 줄이거나 그만두세요. 통증은 진통제로, 불안은 수면제로 완화하면 됩니다. 통증에 시달리는 암 환자들은 수면의 질이 확실히 떨어지기 마련이지만, 잠을 잘 자기 위해서라면 온갖 노력을 아끼지 말아야 합니다. 그러다 자연스럽게 잠들 수 있게 되면 약을 줄이세요.

막연한 불안과 후회 역시 숙면을 방해할 것입니다.

'재발하면 어떡하지? 수치가 올라가면 어쩌지? 선생님 표정이 어두워지면 어떻게 해?'

불안은 미래에 관한 것이고, 후회는 과거에 관한 것입니다. 그러나 과거는 이미 끝났고, 미래는 아직 실체가 없습니다. 사람은 막연한 감정에 휘둘리기 쉽지만, 미래와 과거를 고민해봤자 어쩔 도리가 없습니다. 현재를 열심히 살며 즐기는 수밖에 없죠. 긍정적인 마음으로 살다 보면 과거가 쌓이고 일어날 일은 일어날 것입니다. 그렇게 믿고 살아가야겠지요.

그런데 "선생님 말씀대로 했는데도 여전히 잠을 못 자요. 어떻게 하죠?" 하고 묻는 환자도 있습니다. 그런 분에게는 운동을 추천합니다.

암을 극복하는 운동 습관

가능하다면 아침에 일어나 6~8시에 1시간 정도 걷는 게 좋습니다. 1시간이면 4~5킬로미터쯤 될 겁니다. 아침 햇볕을 쬐며 걸으면 세로토닌 호르몬이 분비됩니다. 세로토닌은 뇌에 작용하는 3대 신경 전달 물질 중 하나로, 정신적 안정과 깊은 관련이 있어서 행복 호르몬으로 불립니다. 세로토닌은 분비된 후 약 15시간이 지나면 수면 호르몬인 멜라토닌으로 바뀝니다. 그리고 멜라토닌이 분비된 지 3~4시간 후에는 수면파가 방출됩니다. 그때 푹 잘 수 있습니다. 즉, 아침의 걷기 운동은 밤에 숙면을 준비하는 과정인 셈입니다. 적절한 운동과 숙면은 한 묶음입니다.

이만해도 이유는 충분하지만, 운동에는 또 다른 효과가 있습니다. 암은 산소를 싫어해서, 유산소 운동을 하면 암세포가 아주 힘들어합니다. 암세포는 산소가 부족하고 냉기가 많은 환경에서 살아남은 세포이므로 애초에 산소가 많고 따뜻한 환경을 싫어합니다.

인간은 호흡을 통해 산소를 받아들입니다. 세포 내 소기관인 미토콘드리아가 산소를 활동 에너지로 변환하고, 림프구가 이 에너지로 활동합니다. 따라서 체내에 산소가 많아지면 림프구가 팔팔해집니다. 반면 암세포에는 미토콘드리아가 거의 없어서 산소를 에너지로 변환하지 못합니다.

도쿄대 의대 부속 병원에서는 이런 원리를 이용하는 고기압 산소 치료를 실시하고 있습니다. 특수한 장치로 전신에 산소를 공급하면 자궁경부암, 자궁암, 전립선암에 효과가 있다는 사실이 확인되기도 했습니다. 그런데 이 치료를 받으려면 특수 장치가 있는 병원으로 가야 합니다. 반면, 지금 당장 한 푼도 들이지 않고 매일 실천할 수 있는 치료법이 있습니다. 바로 운동입니다.

구체적으로는 어떤 운동이 좋을까요? 공기가 깨끗한 곳, 녹음이 우거진 곳을 찾아가서 걷기만 하면 됩니다. 그런 곳에 산소가 풍부하기 때문입니다. 아침에는 바빠서 시간이 30분밖에 없다는 사람도 있겠지만, 30분이면 2킬로미터쯤 걸을 수 있습니다. 걷는 도중에 100미터 전력 질주를 1~2회쯤 하면 더 좋습니다. 전력 질주라고 해도 육상 선수처럼 달릴 필요는 없고, 어느 정도 속도를 내어 달리기만 하면 됩니다. 요컨대 무산소 운동을 병행하면 된다는 뜻입니다.

걷기는 유산소 운동이고 달리기는 무산소 운동, 즉 산소가 없는 상태에서 근육을 쓰는 운동입니다. 무산소 운동을 하면 근육에 젖산이 쌓이는데 이것이 미토콘드리아의 먹이가 됩니다. 암세포는 산소가 아닌 당질을 분해하여 에너지를 생산하기 때문에 미토콘드리아가 많지 않습니다. 반면 암세포를 퇴치하는 림프구에는 미토콘드리아가 많습니다. 무산소 운동으로 생긴 젖산을 미토콘드리아에 먹이로 주면 림프구에는 유리하고 암세포에는 불리한 환경이 형성됩니다.

다만 넘어져서 다치거나 하면 오히려 문제가 될 수 있으니 절대 무리하면 안 됩니다. 달리기가 싫다고 걷기까지 거부하면 안 되니, 처음에는 천천히 걷는 것부터 시작하세요. 그런가 하면 운동이 몸에 좋다며 매일 20킬로미터씩 달리는 사람도 있는데, 선수가 아니라면 말리고 싶습니다. 과다한 운동은 오히려 건강을 해치니까요. 무엇이든 적당해야 좋습니다.

　이렇듯 더 좋은 수면을 위해, 림프구에 유리한 환경을 만들기 위해, 더 나아가 암과 무관한 건강한 사람이 되기 위해서는 적당한 운동을 생활화해야 합니다.

　암은 생활 습관의 결과입니다. 면역력을 높이는 삶을 회복한다면 암은 저절로 사라질 것입니다. 암이 생기는 팔자, 암이 들러붙는 몸을 고치고 싶습니까? 그러면 운동하세요. 글자 그대로 '운동運動'은 운運을 움직이는動 행위입니다.

암을 극복하는 온열 습관

　운동을 추천하는 또 다른 이유는 체온을 높이기 위해서입니다. 앞서 말한 대로 암은 열을 싫어하고 저체온을 좋아하므로 암 환자 중에는 체온이 낮은 사람이 많습니다. 저체온이 암세포에 쾌적한 환경이기 때문입니다. 반면 암을 퇴치하는 림프구는 체온이 1℃ 올라가면 활성도가 40퍼센트 높아진다고 합니다.

　예전의 저는 이런 기본적인 원칙도 무시하고 살았습니다. 온열에 신경조차 쓰지 않았죠. 하지만 수술 후에는 반성하고 온열을 열심히 실천했고 온열 치료도 적극적으로 받았습니다. 원래 암세포는 42.5℃ 이상에서 사멸한다고 합니다. 그래서 그 이상의 열을 암세포에 가하는 고온 온열 치료가 효과적입니다. 하지만 42.5℃ 이하에서도 암을 치료하는 방법이 있습니다. 세포 내에 열 충격 단백질 HSP를 늘리는 것입니다. 이것을 저온 온열 치료라 합니다.

특히 제가 받아본 온열 치료 중 HSP 입욕법을 추천합니다. HSP는 세포 손상을 막는 단백질군으로 모든 세포 내에 존재하는데, 열 자극을 받으면 이 단백질군이 늘어나 유전자를 활발하게 복구합니다. HSP는 생체 방어 작용, 면역 증강 작용, 항염증 작용, 분자 샤페론* 작용 등의 생리 작용을 합니다. 전부 암을 극복하는 데 꼭 필요한 작용이죠. HSP를 효과적으로 늘리는 HSP 입욕법을 구체적으로 살펴보겠습니다.

이토 요코 박사는 HSP 프로젝트 연구소 소장이자 일본 하이퍼서미아 학회에서 인증받은 지도 교육자로, 아이치愛知의대에서 준교수를 역임했고, 슈분修文대학 건강 영양 학부 관리 영양학과 교수로 재직하고 있습니다. 자세한 설명은 HSP 연구의 권위자인 이토 선생에게 직접 듣는 편이 나을 것입니다. 그래서 이토 선생의 홈페이지에서 HSP 입욕법의 개요를 발췌했습니다.

★   단백질의 합성을 도와주는 단백질. 샤페론(샤프롱)Shaperon은 프랑스어로 '젊은 여성을 보좌하는 연상의 여인'을 뜻하는 말로, '분자 보호자'로 번역하기도 한다.

1. 목욕 수건과 갈아입을 옷을 손 닿는 곳에 둔다.

2. 욕조 뚜껑을 열어두거나 바닥과 벽에 온수를 뿌려 욕실을 덥힌다.

3. 손, 발, 몸통(심장에서 먼 곳부터)의 순서로 온수를 끼얹는다.

4. 발, 손, 몸통의 순서로 욕조에 천천히 담근다.

5. 온수에 몸을 담그고 혀 밑의 체온을 잰다. 38℃까지 올라가는 것이 이상적이다.

※ 온수 온도별 입욕 시간: 42℃ 10분, 41℃ 15분, 40℃ 20분

※ 혈액 순환을 촉진하는 입욕제를 사용한다면 40℃ 15분

6. 입욕 후에는 10~15분간 열을 보존한다.

※ HSP 입욕법에서는 마지막 절차가 가장 중요합니다. 체온을 37℃ 이상으로 유지해야 체내 HSP가 늘어나므로, 몸의 수분을 완전히 닦고 옷을 입어서 한동안 몸이 식지 않도록 합니다. 겨울에는 따뜻한 방에서, 여름에는 냉방을 틀지 않은 곳에서 10분 이상 체온을 유지합니다.

수분을 보충할 때도 찬 음료는 피하고 미지근하거나 따뜻한 음료를 마십니다. 찬 음료는 보온이 끝난 후에 마시면 됩니다.

이토 선생은 온코서미아나 인디바 등을 활용한 고온

온열 치료와 HSP 입욕법 같은 저온 온열 치료를 병행하면 효과를 더 높일 수 있다고 주장합니다. 특히 암 환자들은 항암제와 방사선 치료로 인해 면역력이 떨어지므로 저온 온열 요법으로 면역력을 강화하는 게 좋습니다. 다른 암 치료법과 저온 온열 요법을 병행하면 더 효과적입니다. 기본은 전신 온열이지만 국소 온열도 가능합니다.

또 몸을 덥히는 것도 중요하지만 몸을 식히지 않는 것도 중요합니다. 옷을 항상 따뜻하게 입고, 특히 하반신이 식지 않도록 양말을 신어야 합니다. 저는 여름에도 에어컨의 찬바람으로 발에 냉기가 드는 것을 막으려고 양말을 신습니다.

찬 음료도 좋지 않습니다. 에너지가 남아도는 젊은이라면 몰라도 나이 든 사람들, 특히 환자는 찬 음료나 아이스크림 등을 피해야 합니다.

암을 극복하는 식사 습관

제가 수술 후 재발 방지를 위해 제일 먼저 바꾼 것이 음식이었습니다. "음식은 건강에 중요하다"라는 말로는 부족합니다. 음식은 우리 몸에 훨씬 직접적이고 큰 영향을 끼칩니다. "몸은 음식으로 만들어진다"라고 할 정도로, 음식은 몸 그 자체입니다.

그리고 당연한 이야기지만 암도 우리 몸의 일부입니다. 다시 말해 암세포도 음식으로 만들어집니다. 그러니 암에 잘 걸리는 체질을 바꾸고 싶다면 음식을 바꾸어야 합니다. 아주 단순한 논리죠.

이렇게 말하는 저도 암을 경험한 후에야 음식에 관심을 기울이기 시작했습니다. 서양 의학 의사 중 영양학을 전문적으로 공부하는 사람은 많지 않습니다. 저 역시 외과 의사였을 때는 음식에 무지했습니다.

특히 페이 닥터 시절에는 아침은 집에서 허겁지겁 해결하고 점심은 진료 시간에 짬을 내서 컵라면으로 때우거나 배가 출출할 때 과자나 집어 먹는 것이 일상이었습니다.

그나마 집에서 저녁을 먹을 때는 바쁜 와중에도 아내가 신경 써서 수제 요리를 만들어주었지만, 당직일 때는 덮밥이나 카레덮밥, 가공식품을 먹었습니다. 패스트푸드, 컵라면, 과자 등이 주식이다시피 했고 고기, 면류, 볶음, 튀김을 아주 좋아했습니다. 정크푸드도 좋아했으니 10대 아이들과 입맛이 똑같았습니다.

하지만 수술 후에는 엉망인 식생활을 완전히 바꾸었습니다. 알레르기 체질이라서 원래부터 음식에 신경을 썼던 아내는 철저한 저염식을 고수했습니다. "신장은 여과를 담당하는 장기잖아. 그러니까 신장에 부담을 주는 염분을 최대한 줄여야 해!" 그런데 사실은 저염식이 아니라 무염식이었어요. 된장 없는 된장국이라니, 된장국이 아니라 그냥 국이잖아요. 아내는 열심히 만들어줬지만, 입에 맞지 않아 도저히 먹을 수 없었습니다.

그러다가 암 수술 후 식사량이 현저히 줄어들었고

체중도 수술 전보다 18킬로그램이나 줄었습니다. 그리고 배불리 먹지 않아도 힘들지 않았습니다.

정말 귀중한 체험이었습니다. 먹었을 때보다 먹지 않을 때가 편했으니까요. 오히려 먹으면 잠이 오고 몸이 무거워진다는 사실을 알았습니다. 먹는 행위는 에너지를 받아들이는 행위가 아니라 쓰는 행위임을 실감했습니다. 인간의 적응력은 참으로 놀라워서 그야말로 '불식不食'*의 삶을 살 수 있었습니다.

그래도 '이렇게 계속 굶으면 조만간 죽겠구나'라는 생각이 들었습니다. 이대로 가면 그렇게 좋아하던 고기를 평생 못 먹어도 아무렇지 않겠다는 생각까지 들자, 문득 불안해졌습니다. 생각해보니 수술 이후 고기를 전혀 먹지 않았더군요. 그래서 아내 몰래 스테이크 전문점에 갔습니다. 혹시 못 먹으면 어쩌지 싶어 불안했지만, 막상 먹어보니 너무 맛있었습니다. 그제야 마음이 놓였습니다.

저염식에도 서서히 익숙해졌습니다. 입맛이 바뀐 것입니다. 특히 글루탐산 화학조미료인 MSG에 민감해졌습니다. 절묘하게 만들어낸 감칠맛에 감탄하면서도 화학 재료가 들어간 음식을 금세 알아차리게 된 것입니다.

★   최근 일본에서 유행하는 다이어트법으로, 일정 기간 단식하는 방법이다.

시간이 흐르면서 간장과 소금을 조금씩 먹게 되었지만, 그래도 이전보다는 염분 섭취량에 신경을 씁니다. 이따금 고기도 먹지만 생선을 더 많이 먹고 있고요. 당연히 정크푸드는 끊었습니다.

수술 후 13년이 지난 지금은 아내도 엄격했던 규칙을 조금 느슨하게 풀어주었습니다. 아내는 한방 치료에 적극적인 한의사라서 약선 요리도 많이 해줍니다. 메뉴가 카레일 때는 허브를 골고루 넣어 으깬 스리랑카풍 카레를 만들어줍니다. 달걀 푸딩 같은 디저트도 아주 잘 만듭니다. 그래도 이따금 기성품 카레나 푸딩을 먹고 싶어지지만요. 술은 분위기를 맞추느라 조금씩 마시는 정도입니다. 아무튼 아내에게 고마운 마음뿐입니다.

그럼 본론으로 들어가볼까요? 앞서 말했듯, 암세포도 우리 몸의 일부인 데다 평소에 먹는 음식을 영양분 삼아 살아갑니다. 한편 암을 없애는 면역세포도 평소에 먹는 음식을 영양분으로 삼습니다.

환자들에게 식사 요법을 지도할 때 제일 먼저 강조하는 것이 있습니다. 바로 음식에 감사하는 마음입니다. 기본적으로 식품은 아무 잘못이 없습니다. 모든 식품이 피가 되고 살이 되어줍니다. 가끔 "그런 나쁜 음식을 먹으면 암이 생긴다"라고 말하는 사람이 있는데, 그것은 식품에 대한 모독입니다.

생각해보세요. 여러분이 식품이라면 먹히는 마당에 나쁜 음식이라고 비난까지 받으면 기분이 어떨까요? 인간에게 양호한 영양분이 돼주고 싶지 않겠지요. 그러므로 식품과 처지를 바꿔 생각하고 음식을 생명의 원천으로 받아들이는 태도가 필요합니다.

다음으로 중요한 것은 '음식=몸'이라는 사실을 기억하는 일입니다. 거듭 말하지만, 우리 몸은 먹은 음식과 마신 물, 들이마신 공기로 이뤄집니다. 그 외에 다른 재료는 없습니다. 우리 몸에서 생겨난 암도 원래는 정상 세포였고요. 따라서 '음식=몸=암'이라는 등식도 성립됩니다. 동시에 '음식=암'이라는 등식도 성립되겠죠.

앞서 말한 대로 음식은 잘못이 없지만, 암이 좋아하거나 싫어하는 음식은 있습니다. 그러므로 암을 치료하려면 암이 좋아하는 음식을 되도록 피하고 암이 싫어하는 음식을 많이 섭취해야 합니다.

암이 좋아하는 음식과 싫어하는 음식

암도 정상 세포와 똑같이 평소 섭취한 음식을 영양분으로 삼습니다. 그렇다면 암과 정상 세포의 차이는 무엇일까요?

암세포는 당질을 매우 좋아하기 때문에 정상 세포의 4~8배나 되는 영양분을 소모합니다. 그래서 정상 세포가 가져가야 할 영양분까지 가로채므로 주위의 정상 세포를 굶어 죽게 만듭니다. 암이 커진다는 것은 정상 세포가 영양을 점점 더 많이 빼앗긴다는 뜻입니다. 그렇습니다. 암으로 죽는 사람은 전부 아사하는 셈입니다.

이렇듯, 암은 당질을 좋아하므로 당질 섭취부터 줄여야 합니다. 그런데 당질에는 단 것과 달지 않은 것이 있습니다. 과자에 주로 포함된 단 당질은 스트레스를 없애고 행복감을 느끼게 합니다. 그러므로 과자를 먹지 말라는 말은 행복해지지 말라는 말과 같습니다. 과자(당질)에는 의존성이 있어서 자꾸만 손이 가므로, 끊으려면 상당한 각오가 필요합니다.

그래도 암 발병 이전에 스트레스를 해소하려고 과자를 많이 먹던 사람이라면 과자를 끊어야만 합니다. 원래 과자를 많이 먹지 않았던 환자라면 엄격히 금지하지 않아도 됩니다. 분명 과자가 암의 원인이 아닐 테고, 먹게 한다고 해도 어차피 많이 먹지는 않을 테니까요. 그런데 요리에 사용하는 설탕은 어떨까요? 정제한 백설탕은 피해야 하지만 흑설탕, 올리고당, 벌꿀, 메이플시럽 등은 써도 됩니다.

달지 않은 당질로는 주로 쌀이나 감자 등 전분이 있습니다. 사실 이것도 암이 좋아하는 음식이라 피하는 게 좋지만, 정제된 백미나 흰 밀가루가 아니라면 큰 문제는 없습니다. 백미 대신 정제하지 않은 현미 또는 잡곡, 혼식, 오곡 등을 먹거나, 빵도 통밀가루로 만든 유기농 빵이라면 과식하지 않는 한 괜찮습니다.

다만 암세포는 과도한 당을 좋아하므로 정제된 설탕 등을 대량으로 포함하여 인슐린이 감당하지 못할 정도로 혈당을 급격히 올리는 식품, 특히 음료수는 꼭 끊어야 합니다. 되도록 생수나 정수된 물을 마시는 게 좋습니다.

육류는 어떨까요? 안전한 식생활을 위해서는 무엇을 먹고 자란 동물인지 알아야 합니다. 항생제, 호르몬제 사료로 키운 소나 돼지를 먹으면 몸에 잔류 약물이 쌓입니다. 가축 사료를 재배할 때 쓰이는 농약도 주의해야 합니다. 그러므로 고기를 꼭 먹어야겠다면 방목하여 키운 동물이나 사냥한 동물을 선택하는 게 좋습니다.

우유도 신중하게 선택해야 합니다. 임신한 소에게서 짜낸 우유이므로 그 소가 먹은 사료뿐만 아니라 호르몬도 영향을 미치기 때문입니다. 임신한 소의 에스트로젠과 프로게스테론 등은 호르몬에 민감한 암(유방암과 전립선암 등)을 자극합니다. 따라서 몸에 좋은 발효식품이라도 치즈나 요구르트는 조금만 먹는 게 좋습니다.

고기를 먹을 때 환경 호르몬이 지방에 녹아 있다며 비계를 제거하는 사람이 많은데, 암 환자는 육류든 생선이든 살코기를 피하는 게 좋습니다(참고로 연어는 흰 살을 피할 것). 살코기에 많은 철분이 체내에서 암의 원인인 활성 산소를 생산하는 촉매가 되기 때문입니다. 그래서 빈혈이 없는 환자에게는 살코기를 그다지 권하지 않습니다. 고기를 꼭 먹고 싶다면 닭고기나 생선이 낫습니다.

생선은 원양성 회유어인 꽁치, 정어리 등 청어류(양식이 아닌 자연산)가 좋습니다. 전갱이, 고등어도 좋지만 일본 근해에서 잡힌 생선에는 농약과 다이옥신 등 환경호르몬이 많다고 합니다. 반면 신선한 청어에 많은 EPA와 DHA는 체내에서 나쁜 콜레스테롤을 없애줍니다.

그렇다면 암이 싫어하는 식품, 즉 적극적으로 섭취해야 할 식품은 무엇일까요? 녹황색 채소, 근채류, 해조류, 버섯, 콩류, 발효식품인데, 이것들은 천연 항암제라고 해도 손색이 없습니다.

다음의 그림은 미국 국립 암 연구소가 고안한 디자이너 푸드* 피라미드로, 암을 예방하는 채소를 일목요연하게 보여줍니다. 물론 모든 채소에 제각각 장점이 있지만, 암 예방의 측면에서는 피라미드 위쪽에 있는 식품일수록 더 효과적입니다.

기본적으로 채소는 데치면 항산화 효과가 강해진다고 합니다. 식물이 생산하는 항산화 물질(파이토케미컬)의 활성도가 높아지기 때문입니다.

과일에도 항암 효과가 있는 파이토케미컬이 풍부합

★ 미국 국립 암 연구소에서 연구 중인 암 예방에 좋은 식품군을 말한다.

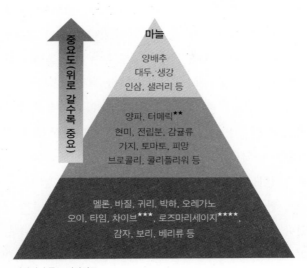

중요도(위로 갈수록 중요)

마늘

양배추
대두, ·생강
인삼, 샐러리 등

양파, 터메릭★★
현미, 전립분, 감귤류
가지, 토마토, 피망
브로콜리, 콜리플라워 등

멜론, 바질, 귀리, 박하, 오레가노
오이, 타임, 차이브★★★, 로즈마리세이지★★★★,
감자, 보리, 베리류 등

디자이너 푸드 피라미드
1990년 미국 국립 암 연구소

★★	강황 뿌리로 만든 가루
★★★	파속 식물. 부추처럼 생겼고 양파처럼 톡 쏘는 향이 난다.
★★★★	허브의 일종

니다. 100년 전 영국에서는 "사과 한 개면 의사가 필요 없다"는 말이 유행했을 정도입니다. 무농약이면 더 좋습니다. 식물이 자연의 온갖 세균과 진균으로부터 자신을 지키려고 만들어낸 파이토케미컬이 강력한 항암 효과를 발휘하기 때문입니다. 그중에서도 무농약 식물이 만들어낸 살베스트롤Salvestrol이 특히 강력합니다.

사과에서도 파이토케미컬이 가장 많은 부분은 껍질이고, 그다음이 심, 과육이라고 합니다. 따라서 암 환자들은 무농약 사과를 껍질, 심, 과육까지 통째로 먹는 게 좋습니다. 그것이 어렵다면 통째로 뭉텅뭉텅 썰어서 주스로 만들어 마셔도 좋습니다. 무농약 사과를 구할 수 없다면 일반적인 사과를 흐르는 물에 깨끗이 씻거나 농약 제거 용품으로 농약을 제거한 다음 통째로 섭취하면 됩니다.

추천 주스와 수프 만드는 법

제가 암 환자들에게 강력히 추천하는 주스와 수프 만드는 방법을 설명하겠습니다.

무농약 당근 3개, 사과 1개, 레몬 0.5개를 믹서기가 아닌 주서로 착즙합니다. 암을 예방하고 싶은 사람은 매일 이 주스를 200밀리리터씩, 암 환자는 400~800밀리리터씩 마시면 됩니다.

수프는 잎을 떼지 않은 5종류 이상의 채소를 대강 썰거나 굵게 채 썰어서 해조류, 버섯, 콩류와 함께 30분에서 1시간 동안 조미료 없이 졸이기만 하면 됩니다. 처음에는 아무 맛도 안 나겠지만, 먹다 보면 어느새 혀가 적응하여 재료 본연의 맛을 느낄 것입니다. 그래도 양념

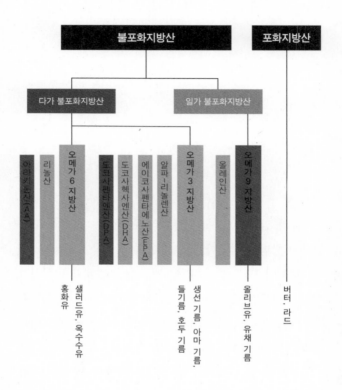

출처: 사토 노리히로佐藤典宏(산업의대 강사 겸 의사) 홈페이지

을 하고 싶다면 된장이나 간장, 콩소메*, 카레 등을 조금 만 넣으세요. 특히 된장, 간장, 김치 등이 양념으로 적합합니다. 식물성 발효식품의 젖산균이 동물성 발효식품의 젖산균보다 위산을 잘 견디기 때문입니다. 소금은 95퍼센트 이상 정제된 정제 소금 대신에 암염, 천일염 등 천연 소금을 쓰는 게 좋습니다. 천연 소금에 포함된 미네랄이 나트륨 과다 섭취로 인한 문제를 방지할 것입니다.

기름은 무엇을 섭취하면 좋을까요? 불포화지방산 중에서도 항염증 작용이 있는 오메가3는 청어의 EPA, DHA와 아마 기름, 들기름에 많다고 합니다. 한편 오메가9는 올리브유로 섭취하는 것이 좋습니다. 올리브유는 가열해도 산화하지 않아서 쓰기 편합니다. 다른 기름은 금세 산화하므로 암 환자에게 추천하지 않습니다.

그렇다면 암을 예방하는 균형 잡힌 식단을 살펴볼까요? 식품 연구가이자 의학 박사인 요시무라 히로유키 선생이 만든 식단으로, 각 항목의 앞 글자를 따서 '콩깨미채생표감'으로 외우면 됩니다. 그런데 저는 '콩깨미채생표감'에 '요'를 추가했으면 합니다. 바로 요구르트입니다. '콩깨미채생표감요'를 꼭 외워두세요.

★ 맑은 고기 육수

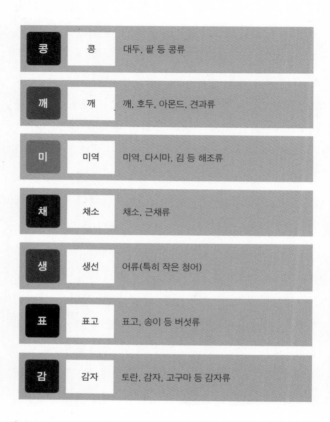

콩	콩	대두, 팥 등 콩류
깨	깨	깨, 호두, 아몬드, 견과류
미	미역	미역, 다시마, 김 등 해조류
채	채소	채소, 근채류
생	생선	어류(특히 작은 청어)
표	표고	표고, 송이 등 버섯류
감	감자	토란, 감자, 고구마 등 감자류

출처: 요시무라 히로유키吉村裕之 박사(의학 박사, 식품 연구가)

조림, 찜, 데침을 먹는다

과도한 활성 산소 때문에 유전자가 산화하면 정상 세포가 암세포로 변한다고 했는데, 유전자가 당화해도 암세포로 변한다는 사실이 밝혀졌습니다. 산화는 구이나 볶음, 당화는 탄 음식 탓이라고 생각하면 됩니다. 실제로 발암을 촉진하는 당화 현상은 탄 음식, 즉 최종 당화 산물AGEs{Advanced Glycation End Product}을 대량으로 섭취할 때 일어난다고 합니다.

그러니까 구이, 볶음, 튀김 대신 조림, 찜, 데침을 먹어야 암을 예방할 수 있습니다. 그리고 조림보다는 찜으로 요리해야 파이토케미컬 등 유효 성분이 빠져나가지 않습니다. 그래서 유효 성분이 많은 조림 국물을 '파이토케미컬 수프'라고 부릅니다.

　같은 채소라도 튀기거나 볶으면 최종 당화 산물이 형성되므로 암이 좋아하는 음식이 됩니다. 반면 데치거나 찌면 항산화력이 높아지므로 암이 싫어하는 음식이 됩니다.

먹는 순서도 중요하다

먹는 순서에도 주의해야 합니다. 잘못된 순서로 먹어서 과도하고 급격하게 혈당을 올리면 암이 생기기 쉽습니다. 같은 양의 당질을 섭취하더라도 음식을 올바른 순서로 먹어 천천히 흡수시키면 인슐린이 제때 작용하여 과도하게 혈당이 상승하지 않도록 막아줍니다. 예를 들어 꽁치, 채소, 밥, 국으로 된 생선구이 정식을 먹는다면 국물과 채소를 먼저 먹고 생선(단백질)을 먹은 후, 마지막에 밥(당질)을 먹어야 합니다. 또 국수 한 그릇을 먹더라도 면만 먹으면 GI^Glication Index가 높아지므로, 되도록 튀김이나 달걀, 유부처럼 당질 흡수를 저해하는 고명이 포함된 메뉴를 선택하여 급격한 혈당 상승을 막아야 합니다. 열량 섭취를 줄이려면 면만 먹는 게 좋겠지만, 사실 열량 자체는 살 찌는 것과 아무 관련이 없습니다. 살이 찌는 것은 당질 탓입니다. 게다가 여분의 당질은 암의 영양분이 되므로 특별히 주의해야 합니다.

수술을 끝낸 암 환자는 대개 살을 찌우고 싶어 합니다. 그 마음은 이해하지만 조심할 필요가 있습니다. 살이 찐다는 것은 남아도는 열량이 피하 지방 등으로 저장되었다는 뜻이기 때문입니다. 이렇게 남아도는 열량이 암의 먹이가 되므로 열량을 너무 많이 섭취하지 않는 것이 좋습니다. 다시 말해 암 환자는 살찌지 않는 게 좋습니다.

단식의 장점

장은 매우 중요한 장기입니다. 뇌 다음으로 사고에 큰 영향을 끼치는 장기라고도 하죠. 장내 세균이 또 하나의 장기라고 주장하는 연구자도 있습니다. 장은 자신의 의지로 개선할 수 있는 장기이자, 자신의 유전자를 갖지 않은 세균들이 만들어낸 환경, 즉 다른 생명체가 관장하는 장기이기도 합니다. 우리 몸의 세포 수를 38조 개, 많게는 60조 개라고 하는데, 장내 세균 수는 무려 100조 개라고 합니다. 장내 세균에 대한 새로운 사실이 최근에 속속 밝혀지고 있습니다.

우리 몸의 유전자는 단 하나입니다. 한 사람에게만 있는 유일한 유전자죠. 그러나 장내 세균은 전혀 다른 유전자를 가진 다양한 생물의 집단입니다. 게다가 그 집단인 장내 균총*은 매일 크게 변화합니다. 장내 균총의 변화는 사람의 몸 상태는 물론 성격과 사고에도 큰 영향을 미칩니다. 어떤 실험에서는 활발한 쥐의 대변을 얌전한 쥐의 먹이에 섞어 먹였더니, 얌전했던 쥐가 활발해졌다고 합니다. 비슷한 동물 실험은 이외에도 많습니다. 요즘은 인간에게 타인의 장내 세균을 이식하는 사례까지 종종 있습니다.

장내 세균은 당연히 먹는 음식에 따라 달라집니다. 다시 말해 좋은 음식을 섭취해야 장내 환경이 양호해집니다. 장내 환경이 나빠졌다면 단식을 통해 환경을 초기화하고 숙변을 배출한 다음 식물성 식품을 많이 섭취하여 장내 환경을 바꾸면 됩니다. 매우 효과적인 방법이죠.

방귀 냄새가 심하다면 장내 환경이 좋지 않다는 뜻입니다. 대변이 거무튀튀한 것도 장내 환경이 좋지 않다는 신호입니다. 정크푸드, 패스트푸드, 불규칙한 식사 시간 등이 구린 방귀, 물에 가라앉는 대변**을 만들어냅니다.

저는 좌선 단식을 시작한 후로 방귀에서 냄새가 나

★　일본 명칭은 '장내 플로라'. 건강한 장을 현미경으로 들여다보면 세균 집단이 알록달록한 꽃밭처럼 보이는 데서 유래했다.
★★　최근 연구에서 장내 세균이 많은 대변일수록 물에 잘 뜬다는 사실이 밝혀졌다.

지 않습니다. 고기를 먹어도 냄새가 그리 고약하지 않고 컨디션이 좋은 날은 대변이 물에 동동 뜹니다.

참고로 숙변은 소장 내 점액으로 구성되는데, 체중이 60킬로그램인 사람의 숙변 무게는 평균적으로 2~4킬로그램이라고 합니다. 그런데 불량한 식생활, 식품 첨가물, 화학 물질 섭취로 장 점막이 훼손되면 몸은 소장 점막을 보호하기 위해 점액을 대량으로 분비합니다. 그러면 점액에 나쁜 균이 번식하여 황화수소나 암모니아 등 유해 가스를 내뿜고 결국 그것이 몸을 좀먹습니다.

요즘 일본의 초등학교에서는 "아침 일찍 일어나 아침밥"이라는 구호를 내걸고 생활 습관 개선 운동을 추진하고 있습니다. 하지만 동양 의학에서는 아침은 배설하는 시간이니 아무것도 먹지 않는 게 좋다고 합니다.

하루 세 끼를 먹는 게 좋은지는 더 검토해봐야겠지만, 확실한 사실은 하루 한 끼든 세 끼든 같은 시간에 먹어야 한다는 것입니다. 건강을 유지하려면 몸의 바이오리듬에 맞춰 살아야 하기 때문입니다. 사실 규칙적으로 생활하면 시간에 맞춰 배가 저절로 고파집니다. 또 저녁 식사는 취침 3~4시간 전에 완료하여 위를 비운 상태로 잠들어야 합니다. 간식, 야식 등으로 내장에 쓸데없는 부담을 주면 안 됩니다.

먹는 시간뿐만 아니라 먹는 양에도 주의할 필요가 있습니다. 식사량은 암세포가 커지는 속도와 연관이 있기 때문입니다. 음식은 암세포의 영양분이기도 하므로 몸에 음식이 많이 들어올수록 기뻐합니다. 아무리 좋은 음식이라도 과식하면 독이 되는 것입니다.

게다가 음식에는 기본적으로 세균과 곰팡이가 듬뿍 들어 있습니다. 샐러드, 초밥 등 날것은 특히 그렇습니다. 면역계(과립구 등)가 출동하여 외부의 적을 다 잡아먹기는 하지만, 이때 대량의 활성 산소가 발생합니다. 음식의 양이 많으면 활성 산소도 늘어날 것이고 과도한 활성 산소는 자신의 몸을 공격합니다. 그러므로 남아도는 활성 산소는 암과 노화의 결정적인 원인이 됩니다.

식사량을 20~30퍼센트만 줄여도 시르투인Sirtuin 유전자(장수 유전자)가 활성화하여 노화를 늦춘다고 합니다. 반대로 대식가는 빨리 늙는 경향이 있습니다. 또 대식으로 인한 비만은 암의 원인으로 알려져 있습니다.

최근에 시르투인 유전자를 활성화하는 물질이 발견되었습니다. 포도의 파이토케미컬인 레스베라트롤Resveratrol입니다. 포도 껍질 바로 밑에 있는 물질이죠. 따라서 무농약 포도를 껍질째 먹거나, 일반 포도에서 농약을 최대한 제거하고 껍질째 먹는 것이 좋습니다.

아침 식사는 어떨까요? 저는 주로 조미료를 전혀 넣지 않은 채소 수프로 아침 식사를 대신합니다. 혹은 당근 주스만 먹거나 낫토 미역귀 무침만 먹거나 귤 한 알을 먹기도 합니다. 어쨌든 소식하려고 노력합니다. 아침은 배설하는 시간이라는 동양 의학의 견해를 지지하기 때문입니다. 참고로 석가모니도 아침밥은 거르라고 말했습니다.

하루 단식의 기본은 아침과 점심을 거르는 것입니다. 저녁을 먹고 다음 날 아침과 점심을 굶고 저녁을 먹으면 하루(24시간) 동안 단식하는 셈입니다. 반일 단식은 아침만 거르면 됩니다. 저녁을 먹고 다음 날 아침을 거르고 점심을 먹습니다. 그러면 반일 동안 단식(12시간 이상 공복 유지)하게 됩니다.

이처럼 일정 시간 공복을 유지하는 단식도 먹는 시간과 양을 조절하는 행위이니 암을 예방하는 식사 습관으로 볼 수 있습니다.

저는 지금도 1년에 3회씩, 3일간 단식합니다. 후나토 클리닉에서 주최하는 '좌선 단식회'에 참여해서, 목요일에 저녁을 먹은 후 토요일까지 물만 마시며 굶습니다. 구체적인 일정은 이렇습니다. 금요일 하루는 단식하면서 일하다가 오후 6시에 좌선 도장으로 모입니다. 도장에 머무르는 동안에는 20분 좌선과 40분 휴식을 반복합니다. 그리고 일요일 아침 9시에 첫 식사를 천천히 마친 후 '내보내기'를 합니다. 매실차 3~5사발을 마셔 숙변을 배출하는 것입니다.

2박 3일밖에 안 되는 짧은 일정이지만 모든 참가자가 축 늘어져 있다가 3일째 첫 식사를 하고 나면 금세 활기를 되찾습니다. 인간이 음식으로 움직인다는 사실을 새삼 깨닫는 순간입니다. 게다가 평범한 무조림이나 생채소인데도 너무 맛있게 느껴져서 깜짝 놀랍니다. 음식에 진심으로 감사하는 마음이 듭니다.

좌선 단식회에 참가하면 그 후로 일주일은 소식해야 합니다. 술과 고기는 먹으면 안 됩니다. 매끈하게 젊어진 소장 점막을 재생하려면 좋은 음식만 소량으로 먹어야 합니다.

단식 후에는 미각이 예민해져서 같은 음식이라고 생각할 수 없을 만큼 맛이 다르게 느껴집니다. 정말 극적인 변화입니다. 생당근을 씹으면서 '당근이 이렇게나 달고 맛있었구나' 하며 깜짝 놀라곤 하니까요. 당근은 달라진 게 없습니다. 사람이 달라진 거죠.

여러분도 하루라도 좋으니 소식하거나 단식해보세요. 매우 효과적인 건강법입니다. 나이나 체력에 따라 일정과 강도는 다르지만, 이 양생법을 꼭 실천했으면 합니다. 내장을 쉬게 하면 면역력이 강해지기 때문입니다.

다만 말기 암 환자는 단식하다가 영양이 부족해질 우려가 있으니 주의해야 합니다. 암이 당질을 좋아하기는 하지만 말기 환자는 굶으면 암뿐만 아니라 몸 전체가 약해질 수 있으니, 영양 균형을 생각하여 음식을 섭취하는 게 좋습니다. 암 환자라면 주치의와 상담한 후에 도전하시기 바랍니다. 유감스럽게도 이런 상담을 해줄 수 있을 만한 의사가 많지는 않습니다. 서양 의학을 배운 대부분의 의사들은 영양학을 공부하지 않으니까요. 주치의가 음식에 관한 지식이 부족하다면 영양사나 음식을 잘 아는 의사를 찾아 상담해보세요.

암을 극복하는 웃음 습관

어느 날, 진료실에서 환자가 하소연했습니다.

"선생님, 들어보세요! 남편에게 화가 나서 미치겠어요!"

"그럼 장난감 가게에 가서 플라스틱 방망이랑 고무공을 사세요."

"방망이랑 공은 왜요?"

"화가 날 때마다 그 공을 방망이로 막 때리면 돼요. (때리는 시늉을 하며) 이렇게요!"

"무슨 말인가 했더니, 뭐예요! 하하하!"

"큰 항아리를 사는 건 어때요?"

"그건 또 무슨 소리예요?"

"마당에 묻고 뚜껑을 닫아두는 거예요. 그리고 화가 날 때마다 그 뚜껑을 열고 욕을 실컷 퍼부은 다음에 뚜껑을 확 닫는 거죠!"

"하하하! 실없는 소리만 하시네요. 방망이랑 항아리를 남편이 보면 어떻게 해요?"

"안 되나요? 그러면 혼자 노래방에 가서 소리 지르며 노래를 부르는 건 어때요?"

"혼자서 노래방에요? 그건 괜찮겠네요."

"혼자니까 음치라도 상관없고요."

"아니에요! 저 노래 잘해요!"

"하하하!"

"하하하!"

저는 환자와 함께 웃을 때가 많습니다. 웃음은 어떤 치료보다 효과적이라고 생각합니다. 웃음은 면역력을 높이는 도구이기도 하고, 암을 극복하고 자기 본연의 인생을 되찾은 사람의 행복한 표정이기도 합니다. 수단인 동시에 목적인 셈이죠.

이는 단순한 정신론*이 아닙니다. 암 관련 서적이나 인터넷 자료를 찾아보면 웃음이 면역계를 활성화한다는

★   정신력으로 물질세계를 통제할 수 있다는 사고방식. '근성론'과 일맥상통하는 개념이다.

사실이 이미 과학적으로 증명되어 있습니다. 의사인 이타미 진로伊丹仁朗(오카야마현 구라시키시 스바루 클리닉 원장)씨가 웃음이 NK 세포에 어떤 영향을 미치는지 알아보기 위해 난바 그랜드 가게쓰なんばグランド花月*에서 진행한 실험이 좋은 예입니다. NK 세포란 암세포를 퇴치하는 중요한 림프구로, 이 실험을 통해 웃음이 NK 세포를 활성화한다는 사실이 증명되었습니다. 웃음은 면역계를 적당히 활성화함으로써 암을 치료할 뿐만 아니라, 면역 과잉으로 발생하는 교원병**도 치료하는 것으로 나타났습니다.

웃음에 관한 흥미로운 연구 결과는 다음과 같이 다양합니다.

- 아토피성 피부염, 천식, 꽃가루 알레르기(모두 면역 과민증)에도 효과적이다.
- 류머티즘 통증을 개선한다(인터류킨6 수치가 극적으로 저하됨).
- 어머니가 웃으며 수유하자 아기의 알레르기 반응이 줄어들었다.

* 일본 오사카시에 있는 코미디 극장. 요시모토 크리에이티브 에이전시가 운영한다.
** 전신의 콜라겐이 파괴되는 병

- 우울 상태를 개선한다.
- 혈당을 유의미하게 낮추고 당뇨를 개선한다.
- 치매를 개선한다.
- 염증 악화 물질을 줄이고 염증 억제 물질을 늘린다.
- 웃지 않는 사람은 웃는 사람보다 치매에 걸릴 확률 이 약 4배 높다.

기분과 관계없이 방긋 웃기만 해도 면역 기능이 활발해진다고 합니다. 저는 이런 웃음을 '그래도 웃음'이라고 부릅니다. 상황이 좋지 않아도 웃는다는 뜻이죠. 재미있거나 즐거운 일이 있으면 당연히 웃겠지만 화가 날 때도 열심히 웃어보세요. '그래도 웃음'은 꼭 필요합니다.

우는 것도 좋습니다. 눈물은 웃음의 반대말이 아닙니다. 웃음이든 눈물이든 밖으로 내보내야 합니다. 감정을 안에 담아두지 않고 밖으로 토해내는 행위이니 근본적으로는 같습니다. 웃음소리로 내보내든, 눈물과 울음소리로 내보내든, 배출하는 것이 중요합니다. 암세포는 눈물에도 녹습니다. 그러니 크게 울고 웃으며 토해내세요.

분노의 감정도 담아두어서는 안 됩니다. 화가 나면 화를 내도 됩니다. 그렇다고 늘 화를 폭발시키면 그 자체가 스트레스가 되어 대인관계가 망가질 것입니다. 그런데 자연이나 동물에게 진심으로 화를 내는 사람은 거의 없습니다. 사람의 화는 대부분 사람을 향합니다. 이렇게 사람에게 화가 날 때야말로 '그래도 웃음'이 특효약입니다.

암이 싫어하는 하루

'암을 극복하는 5대 습관'을 실천하는 하루는 다음
과 같습니다.

- 아침 6시에 기상한다.
- 소량의 파이토케미컬 수프 등을 아침으로 먹는다.
  (하루 단식이나 반일 단식을 실천한다면 생략)
- 일, 취미 등을 활기차게 즐긴다.
- 영양 균형을 맞춰 채소 위주로 점심을 먹는다. (하
  루 단식을 실천한다면 생략)
- 걷기 운동을 한다. (무산소 운동을 병행하면 더 좋음)
- 영양 균형을 맞춰 채소 위주로 저녁을 먹는다.

- 가족과의 시간, 취미 등을 즐기며 느긋하게 쉰다. (많이 웃을 것)
- HSP 입욕으로 몸을 충분히 덥히고 보온한다.
- 밤 8시 30분부터 블루라이트를 차단한다.
- 밤 10시에 취침한다.

이것이 '암이 싫어하는 하루'입니다. 이렇게 살면 암 세포가 발붙일 수가 없습니다. 그리고 암 외의 다른 질병도 자연스럽게 없애거나 예방할 수 있습니다. 무엇보다 이런 하루를 매일 반복(습관화)하는 것이 중요합니다. 생활 습관으로 뿌리내리게 하려면 석 달 이상의 시간이 걸리겠지만, 효과는 틀림없습니다. 암 예방에는 규칙적인 생활이 가장 중요합니다. 여러분도 내일부터 꼭 실천해보세요.

3장

자주 받는 질문에 대한 답변

내가 암에 걸린 이유

현재 서양 의학은 암의 원인이 유전자에 있다고 단정합니다. 암 유전자와 암 억제 유전자, DNA 복구 유전자 등의 기능 이상(유전자 오류)으로 세포가 암세포화한다는 사실이 밝혀졌기 때문입니다.

세포는 유전자가 손상된 채 복구되지 않으면 자멸하지만, 예외적으로 살아남는 경우가 있습니다. 그렇게 살아남은 세포가 암세포가 됩니다. 또 크게 성장한 암세포는 전부 클론(원래는 하나의 세포였던 똑같은 세포)입니다. 즉, 손상되어 죽었어야 할 세포가 어떤 원인으로 죽지 않으면 암세포가 되고, 그렇게 살아남은 하나의 암세포가 분열을 계속하여 결국 큰 암 덩어리로 성장하는 것입니다.

지름 1센티미터의 암 덩어리에는 약 10억 개의 암세포가 있다고 합니다. 암세포는 정상 세포에 비해 많은 에너지를 소모하므로 주변 세포의 영양분을 가로챕니다. 그래서 주위의 정상 조직이 영양실조로 피폐해져 괴사합니다. 이 증상을 암 악액질*이라고 합니다. 또 암세포는 전이되어 성장하는데, 이렇게 몸속에 널리 퍼지면 영양실조가 심각해집니다. 그러면 결국 숙주인 인체가 사멸(아사)합니다. 암은 이렇게 태어나 성장하고 죽습니다.

다시 말하지만 암은 유전자 오류가 쌓인 결과 생겨납니다. 따라서 유전자 오류를 없애면 암이 생기지 않을 거라고 생각할 수 있지만, 실제로는 그렇지 않습니다. 유전자는 기계가 아니라서 늘 오류를 일으키기 때문입니다.

현대인 2명 중 1명은 암에 걸린다고 합니다. 이것은 명백한 사실입니다. 그러나 알고 보면 2명 중 2명, 아니, 100명 중 100명의 몸에 매일 암세포가 생겨나고 있습니다. 심지어 평균 30초당 1개씩 암세포가 생긴다고 합니다. 그러면 하루에 암세포가 2,880개(2개×60분×24시간)나 만들어지는 셈입니다. 학설에 따라서는 하루에

★　암, 결핵, 혈우병 등 악성 질환 말기에 나타나는 고도의 전신 쇠약 증세

5,000~6,000개가 생긴다고도 합니다. 누구나 매일 이렇게 많은 암세포를 만들고 있는 것입니다.

다행히도 면역세포가 그때그때 암을 없앱니다. 림프구는 면역을 담당하는 백혈구의 일종으로 암세포를 처리합니다. 이 림프구가 활약하는 덕분에 암에 걸리지 않고 살 수 있습니다. 그런데도 많은 사람이 암에 걸리는 것은 어떤 이유로 림프구가 제대로 기능하지 못하기 때문입니다.

림프구의 기능은 호르몬과 교감 신경·부교감 신경으로 구성된 자율 신경이 관장합니다. 이 호르몬과 자율 신경은 생활 습관에 좌우됩니다.

나쁜 생활 습관이 호르몬과 자율 신경을 교란한다.
(본인은 나쁘다는 사실을 의식하지 못함)

↓

호르몬과 자율 신경이 혼란에 빠지고 림프구의 기능이 저하된다.

↓

림프구의 기능이 저하되므로 그날 생긴 암세포를 전부 없애지 못한다.

↓

나쁜 생활 습관이 유지되면 매일 살아남은 암세포
가 쌓인다.

↓

결국 암이 발병한다.

즉, 원흉은 나쁜 생활 습관인 셈입니다. 그래서 암을
생활 습관병이라고 하는 것이지요.

그런데 나쁜 생활 습관이란 무엇일까요?

• 잠이 부족한 생활(수면 부채)

림프구 중에서도 특히 많은 암세포를 처리하는 것이
NK 세포와 CTL, 즉 세포 독성 T 림프구입니다. 이 림프
구를 활성화하려면 일단 자율 신경을 활성화해야 합니
다. 림프구는 기본적으로 부교감 신경이 관장하지만 교
감 신경까지 활성화하여 교대로 자극하면 더 활성화할
수 있습니다. 또 교감 신경은 낮에 활성화되고 부교감 신
경은 밤에 활성화됩니다. 따라서 낮에 활기차게 지내다
가 밤에 곯아떨어져 자는 것이 림프구 활성에 제일 좋습
니다.

림프구가 일하는 시간은 부교감 신경이 활동하는 밤
입니다. 자면서 몸이 쉬는 동안 림프구가 활약하는 것입

니다. 그러므로 암세포를 제거하려면 푹 자야 합니다. 그러나 현대인 대부분이 수면이 부족해서 림프구가 일할 시간을 확보하지 못합니다.

• 잘못된 식습관

우리 몸은 세포로 이루어져 있고, 세포는 전부 음식으로 이루집니다. 몸도, 세포도, 림프구도, 전부 음식으로 만들어집니다. 그래서 림프구를 많이 만드는 음식을 먹어야 하는데도 현대인은 오히려 암이 좋아하는 음식을 많이 먹고 있습니다.

• 체온을 낮추는 생활

암 환자는 체온이 낮은 경우가 많습니다. 암이 그런 환경을 좋아하기 때문입니다. 암은 열을 싫어하고 저체온을 좋아합니다.

• 운동이 부족한 생활

운동하지 않는 습관도 암이 좋아하는 환경을 만드는 데 한몫합니다. 암은 산소를 싫어하는 한편 암을 제거하는 림프구는 산소로 움직입니다. 따라서 유산소 운동으로 체내에 산소를 많이 공급하면 림프구는 건강해

P53: 암 억제 유전자의 일종, HSP: 열 충격 단백질, Apoptosis/Apobiosis: 세포 자살,
CTL: 세포 독성 T 림프구, NK: 내추럴 킬러 림프구

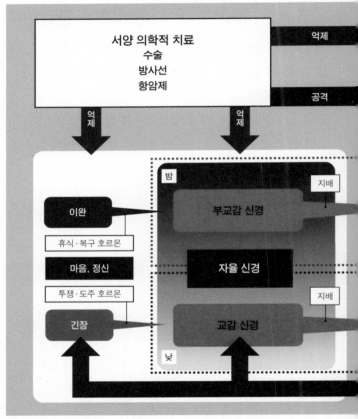

오른쪽 위는 암세포가 발생하는 구조. 만들어진 암세포는 ①~⑤의 잘못된 생활 습관으로 늘어나
고 활발해진다.
왼쪽 아래는 사람에게 갖춰진 면역 시스템으로, 정신–신경계–면역계를 거쳐 최종적으로 암세포
를 공격한다. 잘못된 생활 습관은 면역계의 기능을 저해한다.

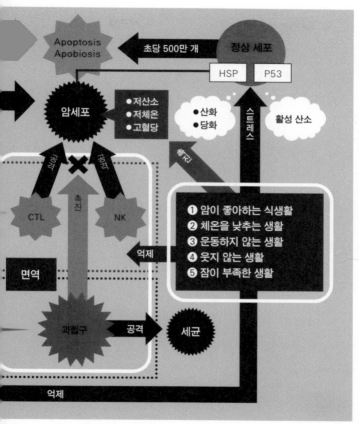

왼쪽 위는 서양 의학적 치료의 현재 위치. 수술, 방사선, 항암제는 암세포를 공격하여 효과를 올리는 동시에 정상 세포나 면역계, 신경계, 정신에도 손상을 입힌다. 한편 보완 대체 요법은 본연의 면역계를 강화하도록 작용한다. 예를 들어 편안하고 양호한 수면은 부교감 신경을 자극하여 림프구를 활성화함으로써 암을 퇴치한다.

지고 암은 살아남기 어려워집니다. 반대로 운동이 부족
하면 암이 좋아하는 환경이 만들어집니다.

• 웃지 않는 생활

웃음은 면역력을 강화합니다. 그런데 암 환자 대부
분이 참고 애쓰고 고집스럽게 버티는 게 습관화된 사람
이 많아서 웃음이 부족한 경향이 있습니다.

• 흡연, 음주

WHO(세계 보건 기구)는 담배가 암 유발 인자의 30퍼
센트를 차지한다고 보고했습니다. 흡연은 말할 것도 없
이 나쁜 습관입니다. 술 역시 소량일 때는 림프구를 활성
화하지만, 섭취량이 많아지면 간암, 대장암, 식도암 등을
유발합니다.

• 감염증

위암을 일으키는 헬리코박터균, 간암을 일으키는 B
형·C형 간염 바이러스, 자궁경부암을 일으키는 HPV 등
도 암의 원인이 됩니다.

암을 치료하는 원리

매일 생겨나는 암세포를 면역세포(림프구)가 그때그때 없애주는 덕분에 암이 발병하지 않지만, 림프구의 기능을 저해하는 생활 습관을 오래 유지하면 암이 발병합니다. 따라서 암을 치료하려면 몸을 원래 상태로 되돌려야 합니다. 즉, 림프구가 왕성하게 활동하는 상태를 회복해야만 암을 예방하고 재발과 전이를 방지할 수 있습니다.

림프구가 좋아하는 상태란 암이 싫어하는 상태입니다. 반대로 림프구가 시들시들해지면 암은 팔팔해집니다. 그러므로 암이 싫어하는 생활 습관, 암을 죽이는 생활 습관을 실천해야 합니다. 그것이 '암을 극복하는 5대 습관'입니다.

암을 극복하는 5대 습관

• 암을 극복하는 수면 습관

이상적인 수면 시간은 8시간이지만 적어도 6시간은 자야 합니다. 특히 암 환자는 10-6 수면을 습관화할 필요가 있습니다.

• 암을 극복하는 식사 습관

암이 싫어하는 음식을 매일 먹어야 합니다. 무첨가, 무농약 식품, 생산자가 얼굴을 밝히고 판매하는 제철 식품을 최대한 섭취합니다. 텃밭에서 직접 재배한 것을 먹으면 더 좋습니다. 재래식 식품도 훌륭합니다. 2장에서 암이 좋아하는 음식, 싫어하는 음식을 상세히 소개했으니 참고하세요.

• 암을 극복하는 운동 습관

암은 저산소 상태에서 활발해지므로 유산소 운동을 싫어합니다. 무산소 운동도 암세포 제거에 효과적입니다. 암세포를 처리하는 림프구에 미토콘드리아가 많은

데 무산소 운동으로 늘어난 젖산이 미토콘드리아의 영양분이 되기 때문입니다. 다만 운동도 지나치면 오히려 면역력을 떨어뜨리니 주의하세요.

• 암을 극복하는 온열 습관

암세포를 잡아먹는 림프구는 체온이 1℃ 오를 때마다 활성도가 40퍼센트 높아집니다. 체온을 높이는 올바른 방법이 궁금하다면 2장을 참고하세요.

• 암을 극복하는 웃음 습관

웃으면 면역이 활성화되니 마음껏 크게 웃으세요. 우는 것도 좋습니다. 재미있는 일, 즐거운 일이 없고 화가 많이 날 때도 '그래도 웃음'을 잊지 맙시다.

※ 금주, 금연

굳이 설명할 필요도 없겠죠.

※ 규칙적인 생활

답답한 소리로 들릴지 모르지만, 이만큼 중요한 것이 없습니다. 우리 몸의 모든 조직, 모든 기관이 규칙적으로 기능하기 때문입니다. 따라서 5대 습관을 매일 규칙적으로 실천해야 합니다. 자연의 섭리에 따르는 생활 습관이야말로 몸을 건강하게 유지하고 암을 막는 비결입니다.

※로 표시된 두 항목은 모든 사람에게 해당되지는 않아서 5대 습관에는 포함하지 않았지만, 5대 습관만큼 중요한 항목입니다.

의사의 암 치료 방침

제 치료 원칙은 "몸은 낫게 되어 있으니 몸에 맡긴다"는 것입니다.

덴게 시로天外司朗*는 '무분별지無分別智 의료'를 주장했는데, 엄청나게 발전한 현대 의학(분별지)도 몸의 잠재력에 비하면 새 발의 피와 같은 수준으로, 우리가 아직 알지 못하는 엄청난 지혜(무분별지)가 우리 몸에 숨어 있다는 것입니다. 이 원칙에 따라 저는 다음과 같은 방식으로 암을 치료합니다.

★   소니 임원 출신의 기술자 겸 경영자. 본명은 도이 도시타다土井利忠로, 경영 전문 세미나 강사로 유명하다.

• 도려낼 수 있는 것은 수술로 도려낸다.

믿을 만한 문명의 이기는 최대한 활용합니다. 수술이 가능한 것도 사실은 고마운 일입니다. 이미 생긴 종양은 자연 치유력을 저해하므로 도려내는 것이 좋습니다. 그러나 수술을 거부하는 사람의 신념도 존중해야겠죠.

• 암의 종류나 상태에 따라 항암제와 기타 보완 대체 치료를 적당히 병행한다.

백혈병이나 악성 림프종이 아니라면 항암제는 신중하게 사용합니다. 항암제 종류에 따라 다르지만, 대개 투약량을 줄이면 부작용이 줄어드는 만큼 효과도 줄어듭니다. 그러나 그 감소분은 보완 대체 요법으로 보충할 수 있습니다. 그 임상 증거가 서서히 쌓이고 있습니다.

• 암 재발, 전이 방지를 위해 '암을 극복하는 5대 습관'을 지도한다.

암을 치료하는 데 가장 중요한 일입니다. 하지만 더 중요한 것이 있다면, 암 치료는 수단에 불과하므로 암을 치료한 후 무엇을 하고 싶은지 치료의 목적을 명확히 하는 것입니다. 뒤에서 자세히 설명하겠습니다.

어떤 사람이 암에 잘 걸릴까?

- 참는 사람
- 애쓰는 사람
- 고집스러운 사람

저는 3가지의 앞 글자를 따서 '참애고'라고 하는데, 이 말을 생각할 때마다 니노미야 긴지로^{二宮金次郎}(손토쿠^{尊德})가 떠오릅니다. 옛날 일본 초등학교 교정에는 장작을 짊어지고 책을 읽으며 걷고 있는 긴지로의 동상이 있었는데, 지금은 없어졌을지도 모르겠군요. 니노미야 긴지로는 근로^{勤労}(일하여 덕에 보답함), 분도^{分度}(수입 내에서 지출함), 추양^{推譲}(근로와 분도의 성과를 후세에게 나눔)이라는

3가지 덕목을 제창하여 오다하라번^{小田原蕃}★ 등 궁핍한 지역의 재정을 재건해낸 위인입니다.

그런데 이 사람은 '참애고'의 화신이기도 합니다. "그게 왜요? 일본인의 미덕이고 훌륭한 태도잖아요"라며 반박하는 사람도 있을 것입니다. 물론 '참애고'는 훌륭한 태도입니다. 하지만 이 태도가 몸에 밴 사람이 암에 잘 걸립니다.

'참애고' 유형은 하고 싶은 일이나 재미있는 일은 뒤로 미룬 채 죽을 만큼 노력하며, 스스로 내적 규범을 만들어두고 벗어나지 않으려 합니다. 정해둔 길에서 조금만 벗어나도 '아, 또 벗어났네. 안 돼. 난 이런 사람이 아니야. 제자리로 돌아가야 해. 더 열심히 해야 해. 더 성장해야 해'라며 자신을 채찍질합니다. 이런 에너지가 암을 유발하는 것입니다.

외래 진료 때 환자에게 "어쩌다 암이 생겼을까요?"라고 물으면 "제 성격이 나빠서요"라는 대답이 돌아올 때가 많습니다. 그러나 성격이 나빠서가 아니라 무리했기 때문입니다. 그렇다면 왜 무리하게 되었을까요? 대부분은 암에 걸린 사람이 '좋은 사람'이기 때문입니다. 좋

★   번은 일본 중세 시대에 봉건 제후가 통치했던 영지의 단위다.

은 사람은 남에게 도움이 되고 싶어 하므로 무슨 일이든 꼭 참고 애를 씁니다. 누구나 자신이 더 참아야 한다거나 더 열심히 해야 한다고 생각하기 쉽지만, 그렇게 생각할 때조차 이미 지나칠 정도로 참고 애쓰고 있다는 것을 깨달아야 합니다.

사회생활을 하려면 누구나 어느 정도는 참고 애써야 하는 게 맞습니다. 그러나 여기에 고집스러움이 더해지면 그 에너지가 오랫동안 계속 작용해서 몸의 가장 약한 부분(평소 무리하는 장기)에 암이 생기는 것입니다.

그런데 '참애고' 유형은 자신을 '참애고'라고 생각하지 않습니다. 그런 태도가 당연하다고 여기기 때문입니다. 너무 당연해서 의식조차 못 하는 거죠. 준텐도順天堂 의대의 고바야시 히로유키小林弘幸 교수도 《의식하지 않는 힘意識しない力》에서 "행동의 90퍼센트는 무의식적이다"라고 말했습니다. 즉, 암의 원인은 환자의 무의식 속에 있으며, 이를 '참애고'가 부추길 때 암이 생긴다고 할 수 있습니다.

그런 성격이 나쁘다는 것이 아닙니다. 그보다는 암의 원인이 무의식에 있다는 것을 알아야 합니다. 그 사실을 깨달아 의식화하는 데 성공했다면, 다음으로는 삶의 방식을 바꿔봅시다. 이제 '참애고'에서 최대한 멀어지는 것입니다. '참애고'에서 멀어질수록 암에서도 멀어집니다.

답답한 삶은 당장 버립시다. 버리지 못하는 사람은 저처럼 암에 걸립니다. 암은 저에게 이렇게 경고했습니다. "계속 그렇게 살 거야? 그러면 남은 시간이 확 줄어들 거야. 이번 생이 이제 곧 끝날 거라고. 시간도 없는데 계속 그렇게 살고 싶어?" 그래서 저는 하고 싶은 일을 하기로 마음먹고 마음먹은 대로 살기 시작했습니다. '참애고'의 에너지를 하고 싶은 일을 하는 데 쓰겠다고 다짐한 것입니다.

'암을 극복하는 5대 습관'과 동떨어진 삶을 사는 유형은 암에 걸리기 쉽다고 했는데, '참애고' 유형은 여기에도 딱 들어맞습니다. 참고 애쓰느라 생활을 희생하기 쉬워서 '암을 극복하는 5대 습관'을 소홀히 할 위험이 크기 때문입니다.

앞에서도 거듭 말했지만, 암 환자 중에는 수면이 심각하게 부족한 사람이 많습니다. 저는 외래 초진 환자에게 수면 시간이 얼마나 되는지 반드시 물어봅니다. 그러면 대부분 평균 수면 시간이 6시간 이하라고 답합니다. 잠을 충분히 자는데도 암에 걸렸다는 환자는 드뭅니다. 가끔 충분히 자는 사람이 있지만, 그런 사람은 식생활이 심각하게 잘못돼 있는 등 다른 이유가 있습니다. 어쨌든

'암을 극복하는 5대 습관'을 꾸준히 지켰는데도 암에 걸렸다는 사람은 만나본 적이 없습니다.

재발하는 사람에게는 어떤 특징이 있을까?

암이 재발하는 사람은 2가지 유형으로 나뉩니다.

첫 번째는 발병 이전의 생활 습관을 그대로 유지하는 사람들입니다. 모처럼 암이 등장하여 생활 습관을 바꾸라고 경고했는데도 전혀 달라진 것이 없으니 재발하는 것도 당연합니다. 아직 암의 에너지가 사라지지 않았으니까요. 사실 재발이라고 보기도 어렵습니다.

두 번째는 필요 이상으로 암을 두려워하는 사람들입니다. 이들은 재발이 두려워서 암에 집착합니다. "또 생기지는 않을까? 암이 다시 발견되면 어떻게 하지?"라며 두려워하는 감정이 "또 생기는 건 아닐까? 분명 생길 거야. 아니, 이미 생겼을 거야"라는 식으로 점점 변해갑니다. 이렇게 부정적인 감정에 쫓기면 밤에 잠들지 못하고 식욕도 없어지고 웃음도 사라집니다. '암을 극복하는 5대 습관'과 정반대로 살게 되죠.

그런데 과학적으로 증명되었듯 감정과 사고는 우리 몸과 유전자 기능에까지 영향을 미칩니다. 자꾸 암이 생긴다고 말하면 몸도 그 방향으로 움직이는 것입니다. 이만큼 어리석은 일이 또 있을까요?

그렇다고 해서 괜찮다는 말을 달고 사는 사람도 위험합니다. "난 괜찮아! 멀쩡해!"라는 말을 다짐하듯 반복하는 것은 그만큼 두렵다는 뜻입니다. 죽으면 끝이라는 생각과 죽음을 어떻게든 피하고 싶은 마음이 드러난 말이지요.

그러나 괜찮습니다. 여러분도, 저도 언젠가 반드시 죽습니다. 암이 있든 없든 죽음은 모두에게 공평하게 찾아옵니다. 암 환자만이 아니라 건강한 사람도 언젠가는 죽습니다.

암에 집중할 게 아니라 차라리 암이 나은 후에 하고 싶은 일을 생각하세요. 그 생각에 몰두하다 보면 암이 있든 없든 신경 쓰지 않게 됩니다. 정말로 하고 싶은 일을 찾으면 마음이 설렐 것이고, 그 설렘이 살아갈 에너지가 됩니다. 그리고 그 에너지가 암을 억제할 것입니다. 그러니 취미에 몰두하는 것도 좋습니다. 가족의 마음을 생각하면 가볍게 말할 수 없는 문제지만, 죽음조차 의식하지 못할 정도로 정말 좋아하는 일에 몰두한 채 생을 마감한다면 그나마 위안이 될 것입니다.

건강 보조 식품은 효과가 있을까?

보완 대체 의료에도 다양한 형태가 있지만, 일반적으로 건강 보조 식품을 많이 선택할 것입니다. 35년 넘게 의사로서 지켜본 바로는 환자들이 제일 많이 선택하는 방법이 아닐까 싶습니다.

원래 보조 식품은 치료 효과를 홍보할 수 없습니다. 영양법(구 약사법)* 위반이기 때문입니다. 그렇다고 보조 식품을 전적으로 부인하는 것은 아닙니다. 치료 효과는 없어도 예방에는 효과가 있다고 생각합니다. 식사로 미처 섭취하지 못한 영양소를 보충할 수 있기 때문입니다.

★   한국에서는 약사법이다.

최근 10여 년간 농업이 크게 달라졌습니다. 현대화의 이름으로 농약 사용량을 늘리고 농법을 바꾼 결과, 벌레도 파먹지 않을 만큼 영양가 낮은 채소와 과일이 대량으로 생산되고 있습니다. 100년 전과 요즘의 사과를 비교했더니, 요즘 사과의 영양가가 현저히 부족하다는 연구 결과가 있습니다. 사과뿐만 아니라 시판되는 모든 온실 채소와 과일이 그렇다고 합니다. 정도의 차이가 있을 뿐 하나같이 영양가가 저하되었다는 지적을 받고 있습니다.

100년 전에는 사과를 노지에서 재배했죠. 그래서 사과가 벌레, 세균, 곰팡이 등에게서 자신을 지키려고 파이토케미컬이라는 성분을 만들어냈고 그것이 암에 효과를 발휘했습니다. 그러나 현대의 사과는 온실에서 농약을 뒤집어쓴 채 과보호를 받으며 자랍니다. 그 결과, 자신을 지키는 힘이 약해졌습니다. 겉보기엔 예쁘고 좋지만 파이토케미컬이 줄어든 것입니다.

건강 보조 식품은 이럴 때 도움이 됩니다. 파이토케미컬을 보완하여 면역력 강화에 이바지하는 것이죠. 그러나 건강 보조 식품은 면역력을 서서히 강화하는 데 도움이 될 뿐, 먹으면 암이 사라지는 마법의 약이 아닙니다.

거듭 말했다시피 암을 치료하는 주체는 환자 본인입

니다. 건강 보조 식품을 먹어서 암이 낫는다는 발상은 애초에 말이 안 됩니다. 제조사가 '이것을 먹으면 암이 사라진다'라는 취지로 제품을 과대광고하는 것도 당연히 잘못입니다. 법을 어기는 행위니까요.

암 환자들은 지푸라기라도 잡고 싶을 테고 플라세보 효과도 있으니, 저도 건강 보조 식품을 완전히 부정하지는 않습니다. 그러나 효과가 미미하다는 걸 알면서, 혹은 효과를 증명하지 못하면서도 제품을 비싼 가격에 파는 것은 큰 문제입니다. 환자의 약한 마음을 파고드는 범죄를 용인해서는 안 됩니다.

그래서 저는 환자들에게 건강 보조 식품을 살 때 다음의 3가지를 유의하라고 말합니다.

① 돈을 너무 많이 들이지 말 것—매달 한 품목에 3만 엔을 넘기지 마세요.

② 3종 이상은 먹지 말 것—건강 보조 식품을 많이 먹어서 낫는다는 증거는 없습니다.

③ 판매 회사의 분위기, 판매자를 잘 살펴볼 것—이 회사는 돈벌이밖에 모른다는 느낌이 들면 사지 마세요. 본인의 직감을 믿어야 합니다. 일본 홀리스틱 의학 협회 명예 회장인 오비쓰 요이치帶津良一도 "건강 보조 식품의 품

질은 파는 사람의 인상에 달려 있다"라고 말했습니다.

저는 큰돈을 투자하여 건강 보조 식품을 대량으로 섭취하는 환자가 있으면 먹는 제품을 전부 가져와서 보여달라고 합니다. 그리고 오링 테스트*를 통해 우선순위를 매긴 다음 가장 잘 맞는 3가지만 계속 섭취하고, 나머지는 중단하길 권합니다.

★   엄지와 검지로 동그라미를 만든 후 다른 손에 특정 물질을 쥐었을 때 두 손가락의 근력이 어떻게 변화하는지 측정하여 각각의 물질이 몸에 미치는 영향을 파악하는 테스트

조기 검진이 필요할까?

조기 검진은 권고 사항일까요, 아니면 필수일까요? 이에 관해서는 환자를 비롯하여 의료인 사이에서도 의견이 분분합니다.

암을 일찍 발견하려면 조기 검진이 필요하다는 주장은 타당합니다. 한편 엑스레이나 CT를 찍으면 방사선에 노출되니 좋지 않다는 의견도 일리가 있습니다.

환자들도 "후나토 선생님, 검진을 받는 게 좋을까요?"라고 물어보곤 합니다. 그러면 저는 이렇게 되묻습니다.

"검진을 왜 받으시려고요?"

검진의 목적이 무엇인지부터 생각하라는 뜻입니다.

극단적이긴 하지만, 저는 "○○만 할 수 있다면 여한이 없다. 죽어도 괜찮다. 검진받는 시간이 아깝다"는 생각도 부정하지 않습니다. 검진을 거부하는 환자에게 "무섭지 않으세요? 죽으면 어떻게 해요?"라고 물었던 적이 있는데 "무섭지 않아요. 하고 싶은 일을 하느라 지금 행복하니까요"라고 답해서 오히려 멋져 보였습니다.

한편 "전 쓸데없는 걱정이 많은 성격이라 안 받는 게 좋아요"라는 사람도 있는데, 저는 그 생각도 부정하지 않습니다.

"제 잠재력을 믿어요. 암에 걸리면 치료하면 되죠"라는 사람의 생각도 받아들입니다.

물론 검진받아야 한다는 생각에도 동의합니다. 저도 검진으로 신장암을 발견했으니까요. 그래서 검진의 방사선 피폭 정도는 감수할 수 있다고 생각합니다. 무엇보다 '남들이 다 하니까 나도 하자'라기보다는 왜 그 일을 하려는지 스스로 생각하는 게 중요하다는 말입니다.

검진 신청자가 해마다 늘고 있는데, 그렇다고 암 환자가 줄어드는 것은 아닙니다. 그러니 자기 몸에 대한 믿음을 잃지 않고 암을 억제하는 생활 습관을 유지하는 것이 중요합니다. 거듭 말하지만 우리 몸에는 스스로 치유하는 능력이 있으니까요.

한방은 도움이 될까?

　강 한가운데에 콕 박혀 물의 흐름을 방해하는 바위가 있다고 합시다. 암은 이런 바위와 같습니다. 서양 의학에서는 이 바위를 망치나 드릴로 산산이 부숴 없애자고 합니다. 한편 동양 의학에서는 물의 흐름을 강화하자는 의견입니다. 물이 많아지고 빨라지면 바위가 깎여 작아지다가 결국은 떠내려간다는 것이죠. 이것이 제가 이해하는 한방 암 치료의 철학입니다.

　한방 의학에는 수천 년에 걸친 동양인 인체 실험의 역사가 담겨 있습니다. 어떤 의미에서는 연구실의 동물 실험으로 증거를 확보한 서양 의학보다 훨씬 많고 강력한 증거를 확보했다고 생각합니다.

서양 의학에는 면역력을 강화하는 약이 없습니다. 비타민제도 면역력을 보강하기보다는 보조적인 역할을 할 뿐입니다. 한편 한방에는 면역력을 강화하는 약이 있습니다. 게다가 한방약은 부작용이 적다는 것이 가장 큰 장점입니다. 전혀 없다고는 할 수 없지만 양약보다는 훨씬 안전하죠. 한방약의 목표는 암을 없애는 것이 아니라 암을 예방하거나 진행을 늦추어 모든 인간에게 언젠가 찾아올 죽음을 안락하게 만드는 것입니다.

또 동양 의학에는 한방약만 있는 것이 아닙니다. 침과 뜸은 암 이외의 다양한 질병과 부상의 통증을 줄이는 데 매우 효과적입니다. 에너지워크*, 인도의 전통 의학인 아유르베다, 최근 화제가 되는 양자 의학도 암을 치료하는 데 큰 가능성을 품고 있습니다. 그러므로 어느 한쪽에 치중하는 원리주의가 아니라 서양 의학과 동양 의학의 장점만 취하면 됩니다.

★ 눈에 보이지 않는 에너지를 활성화하는 일

완화 케어란 무엇일까?

암은 고통을 초래합니다. 그리고 이 고통의 원인인 암을 줄이거나 없애는 활동을 암 치료라 합니다. 한편 암 자체가 아니라 증상인 고통과 불편을 줄이거나 없애는 활동을 완화의료라 합니다. 증상 완화 케어라고 바꿔 말하면 이해하기 쉬울지도 모르겠습니다.

고통은 육체적 고통, 정신적 고통, 사회적 고통, 영적 고통으로 나뉘는데, 암성 동통은 4가지 고통을 모두 포함하므로 암 완화 케어는 모든 고통에 대응해야 합니다.

육체적 고통: 서양 의학의 전문 분야입니다. 진행 암의 70퍼센트가 육체적 고통을 동반한다고 하므로 말기

에는 의료용 마약이 흔히 쓰입니다. 3명 중 1명이 암으로 죽고 그중 60퍼센트 이상이 집에서 죽기를 희망하는데 환자들이 집에서 여생을 보낼 수 있는 것도 의료용 마약 덕분입니다.

가정과 지역의 요양 능력이 점점 약해지고 있지만 2000년에 도입된 요양 보험이 그 빈자리를 메워줍니다.* 방문 진료나 방문 간호 등 팀 의료도 발전하고 있습니다. 이와 더불어 의료용 마약 또한 재택 말기 케어에 크게 공헌하고 있습니다.

정신적 고통: 말기 암 환자가 죽음을 받아들이면서도 최후를 어떻게 맞아야 할지 몰라서 불안해하거나 공포감을 느끼는 것은 당연한 일입니다. 사람은 과거에 경험하지 못한 일에 불안과 공포를 느끼기 마련인데, 세상에는 죽음을 경험해본 사람이 아무도 없으니까요. 실체 없는 불안과 공포에 대처하려면 환자에게 공감하고 경청하며 곁에 있어주는 수밖에 없습니다.

사회적 고통: 회사, 가정, 지역 단체나 동호회 내의

★   한국의 경우 2008년 7월부터 노인장기요양보험제도가 시행되었다.

역할을 잃어버릴 때 느끼는 괴로움입니다. 매우 큰 고통이지만 여러 방법으로 대처할 수 있습니다.

영적 고통spiritual pain: 내가 왜 이런 병에 걸렸을까, 왜 하필 나일까, 나는 죽으면 어떻게 될까, 저세상이 있을까 하는 생각으로 괴롭다면 종교가 도움이 될 것입니다. 이런 의문에 답하기 위해 종교가 존재한다고 생각합니다.

암 말기는 이 4가지 고통을 동시에 느끼는 총체적 고통의 시기입니다. 그러므로 이에 각각 대응하는 완화 케어가 필요합니다.

저는 완화 케어와 호스피스가 전혀 다르다고 생각합니다. 호스피스란 서구에서 유래한 개념으로, 그 중심에는 호스피스 마인드(환대하는 마음)가 있습니다. 이 호스피스 마인드로 수행하는 돌봄 서비스를 '호스피스 케어'라고 합니다. 호스피스 마인드는 기독교 정신에 기반합니다. 기독교는 죽음을 하나의 과정으로 여기므로, 호스피스는 죽음의 공포라는 영적 고통을 기독교라는 종교로 완화하는 시설인 셈입니다. 그래서 모든 호스피스에 목사(신부)가 있고, 실제로 그들의 존재가 환자에게 위안을 가져다줍니다.

다른 나라에 비해 일본에는 기독교 인구가 적습니다. 그러나 일본인은 800만의 신을 믿는 다신교에 정신적 뿌리를 두고 있으므로, 기독교적 사고방식까지 쉽게 받아들입니다. 그래서 호스피스도 일본에 받아들여졌을 것입니다.

완화 케어에는 이런 종교성이 없지만 암 말기에는 영적 고통에 대처해야 하므로 종교관이 매우 중요해집니다. 따라서 모든 직원이 다양한 종교관을 이해하면서 진료하여, 현대 의학을 베푸는 동시에 호스피스의 역할도 할 수 있는 병원이 이상적이라고 생각합니다.

저는 클리닉을 개업한 이래 암 치료뿐만 아니라 재택 의료에도 힘써왔습니다. 지금까지 재택 의료를 실시하면서 호스피스의 이상을 실천해왔다고 자부합니다. 세상에 태어나 주위 사람에게 전하고 싶은 것을 전하고 "내 인생은 이래서 좋았다"라고 긍정하며 긴 여행을 떠날 수 있다면 참 행복할 것입니다. 누구나 그렇게 살다가 떠날 수 있도록 돕는 마음이 바로 호스피스 마인드입니다. 서양 의학은 이것저것 다 해보고도 병에 패배한 결과 죽는다고 생각하지만, 재택 치료의 철학은 정반대입니다.

제가 왕진 다니던 고령의 여성이 암으로 집에서 돌

아가신 적이 있습니다. 가족에게 많이 사랑받은 할머니 였는지, 늦은 밤인데도 손자들이 머리맡에 모여앉아 임 종을 지켰습니다. 저는 사망 선고를 하고 나서 슬피 우 는 손자들에게 말했습니다.

"언젠가 우리도 죽을 거예요. 할머니는 마지막 순간 까지 암에 당당하게 맞서셨고 그 용기를 후손들에게 물 려주셨으니, 부디 자랑스럽게 여기시길 바랍니다."

화장은 이틀 후로 예정되어 있었습니다.

"이제 이틀 후면 할머니는 위패로 남으실 거예요. 그 러니 그때까지 할머니의 손을 잡아드리고 할머니가 주신 것을 떠올리며 작별 인사를 하세요. 이제 할머니는 영혼 이 되어 눈에는 보이지 않지만 후손들을 곁에서 지켜주실 겁니다. 힘들 때 부르면 언제든 와주시고 찾으면 어디든 달려오는 후원자가 되시겠죠. 앞으로는 어려운 일이 생길 때마다 '할머니였다면 어떻게 할까? 어떻게 해야 할머니 가 기뻐하실까?' 생각하면서 결정을 내리면 됩니다."

쓸데없는 오지랖이었을지도 모르지만, 집에서 돌아 가셨기 때문에 이런 이야기도 전할 수 있었습니다.

그런데 환자가 집에서 여생을 보내다 사망하면 "왜 빨리 알리지 않았어! 더 빨리 알렸다면 돌아가시지 않았 을 텐데"라거나 "수액 정도는 맞혔어야지!"라며 불평하는 친척이 종종 있습니다. 대개는 관계가 소원해진 가까운 친척입니다. 자신도 괴롭다는 사실을 호소하려는 것이겠지만, 간호에 최선을 다한 며느리를 원망하는 경우도 많습니다. 그럴 때 저는 친척들 앞에서 일부러 며느리를 호들갑스럽게 칭찬합니다.

"제가 봐도 며느님이 정말 간호를 잘하셨어요. 며느님 덕분에 환자가 집에서 여생을 편안하게 보낼 수 있으셨습니다. 며느님, 정말 고생하셨어요."

이 역시 괜한 참견인지도 모르지만, 며느리가 마음 상하지 않길 바라기 때문입니다.

이렇듯 재택 의료를 진행하다 보면 가족의 구도나 친족의 관계성이 훤히 보입니다. 외부인이라서 냉정하게 바라볼 수 있는 것이겠지요. 의료인은 환자가 사망한 후의 새로운 가족 형태를 그려보고, 어떤 모습이어야 고인이 가장 기뻐할지 판단하여 친족의 일에 적절히 관여할 필요도 있다고 생각합니다. 과연 이것이 쓸데없는 간섭일까요?

의학적 증거를 신뢰해야 할까?

환자가 수술했을 때와 수술하지 않았을 때, 어느 쪽이 더 연명 효과가 클까요? 사실 이런 검증은 불가능합니다. 수술했을 때의 데이터와 수술하지 않았을 때의 데이터를 한꺼번에 얻을 수는 없기 때문입니다. 수술뿐만 아니라 항암 치료든 방사선 치료든 보완 대체 요법이든 마찬가지입니다. 암뿐만 아니라 모든 병이 그렇습니다. 그러므로 효과를 비교하려면 병명, 성별, 나이, 체격 등이 비슷한 사람끼리 데이터를 비교하는 수밖에 없습니다. 물론 세상에 똑같은 사람은 없으므로 정확한 데이터를 얻을 수는 없습니다. 그래서 의학적 증거는 맹신하기보다는 하나의 기준으로 활용하는 게 좋습니다. 데이터에

근거한 정확한 지표라는 의미에서는 신뢰할 수 있지만, 최종적으로 선택할지 여부는 환자 개인에게 달렸다는 뜻입니다.

서양 의학은 모든 것을 수치화합니다. 그러나 수치화에는 한계가 있습니다. 그것이 서양 의학의 한계이기도 합니다. 물론 서양 의학을 부정하려는 것은 아닙니다. 오히려 효과적인 서양 의학은 적극적으로 활용해야 합니다. 그렇지만 서양 의학만으로는 환자를 효과적으로 치료하기 어려우므로, 다양한 학문과 관점을 총동원해야 합니다.

아유르베다, 한방약, 침구, 에너지워크, 보디워크*, 동종요법**, 주술, 기도 등 인체에 접근하는 방법은 매우 다양합니다. 이런 방법은 부작용이 적습니다. 증명되지 않으니 믿을 수 없다고 말하는 사람도 많지만, 아직 증명할 수단을 찾지 못했을 뿐인지도 모릅니다. 특히 한방을 서양 의학적 증거로 평가하기는 어렵습니다.

한의학은 개인의 체질을 진단하여 진료 방침을 결정한다는 점에서 여러 조건이 비슷한 사람들의 정상 수치와의 비교 결과를 활용하는 서양 의학과는 다릅니다. 한

★   올바른 자세로 인체의 구조와 기능을 증진하여 심신의 건강에 힘쓰는 일
★★ 인체에 질병과 비슷한 증상을 유발하여 질병을 치료하는 방법

방은 개별 환자에 주목하고 애초에 남과 비교하지 않으므로 수치화할 필요가 없습니다. 지금도 한방을 이용하는 이유는 수천 년간 중국에서 쌓은 경험(인체 실험)이 역사적 통계로 남아 있기 때문입니다. 오히려 이쪽의 증거가 더 방대하다고도 할 수 있습니다.

스트레스가 암을 비롯한 다양한 질병을 일으키듯 애정이나 기쁨이 질병을 치료하는 것도 사실입니다. 그러나 현대 과학은 마음을 수치화하지 못합니다. 심리적 요소는 질병 치료에 아무리 놀라운 효과를 발휘해도 수치화할 수 없다는 이유로 경시되거나 무시당합니다. 이처럼 수치화할 수 있는 것, 즉 증명할 수 있는 것에만 기초하여 판단하는 태도는 매우 위험하다고 생각합니다.

연구자와 의사는 말기 암을 극복한 사람을 더 연구해야 합니다. 그러다 보면 제약회사에 큰 손해를 입힐 만한 불편한 진실도 마주하겠지만, 그래도 생각해볼 필요가 있습니다. 경제가 아무리 중요해도 과연 누구를 먼저 위할지 우선순위를 명확히 해야 합니다.

암을 치료하지 못하면 죽을까?

네, 암을 치료하지 못하면 죽습니다. 하지만 암을 치료해도 언젠가 죽습니다. 인간의 사망률은 100퍼센트입니다. 언제, 어떻게 죽느냐의 문제일 뿐이죠.

제가 그랬듯이, 암을 선고받고 치료를 시작하면 환자 대부분이 불안과 공포에 시달린 끝에 고독해집니다. 지금까지 남의 일이었던 죽음이 갑자기 자신의 일이 되어 눈앞에 밀어닥치니 그럴 수밖에요. 나를 제외하고 모두 살 사람이고 혼자만 죽을 사람이라는 착각에 빠지기도 쉽습니다.

그러나 인간은 모두 죽음으로 가는 존재입니다. 지금 주위 사람들의 나이에 30~50년을 더해보세요. 소중한 사람 대부분이 저세상 사람이 되어 있을 것입니다. 죽음은 산 자의 숙명입니다. 순서가 있을 뿐입니다. 그런데 이 순서가 아주 중요합니다. 모두 오래 살고 싶다고들 하지만, 자식이나 손주보다는 자신이 먼저 가는 게 나을 테니까요.

환자들은 하나같이 암을 치료하겠다는 절대적인 목표를 갖고 저를 찾아옵니다. 마음은 이해하지만, 치료를 절대적인 목표로 삼아도 될까요? 그러면 안 된다고 생각합니다.

여러분이 세상에 태어난 의미를 생각해봅시다. 누구나 각자 하고 싶은 일이 있었을 것입니다. 하지만 지금까지 그 목적을 이루지 못했으므로, 이런 식으로 살면 명이 짧아져 꿈을 이루지 못한다고 몸이 보내는 경고가 암인지도 모릅니다.

목숨이 다하기 전에 하고 싶은 일은 무엇입니까? 여러분은 그 꿈을 이루려고 태어난 게 아닐까요? 적어도 암 투병을 위해 태어나지는 않았을 겁니다. 암을 치료하려고 사는 건 아니겠죠. 그래도 하고 싶은 일을 하려면 암이 없는 게 편합니다. 그래서 암을 없애려고 노력하는 것입니다. 암이 있어도 할 수 있는 일이라면 치료와 병행하면 될 테고요.

하고 싶은 일이 뭔지 생각해본 적도 없다는 사람도 있을지 모르겠습니다. 하지만 하고 싶은 일이 없는 게 아니라 암 치료만 생각하기 때문에 다른 일에까지 생각이 미치지 않는 것이겠지요.

인생의 목표가 맞는지 틀렸는지 점검하는 방법이 있습니다. 지금 관심 있는 일을 적어보는 것입니다. 최첨단 암 치료, 항암 보조 식품 복용, 회사 경영, 화목한 가족, 즐거운 인생, 유언 등 생각나는 것을 적어보세요. 그런 다음 "나는 ○○를 위해 산다" 또는 "나는 ○○를 위해 태어났다"라고 말해보십시오. 말이 된다고 느껴지면 그 것이 여러분의 인생 목표입니다. 한편 "나는 최첨단 암 치료를 받기 위해 산다"라는 말에 고개가 끄덕여지나요? "나는 즐거운 인생을 누리려고 태어났다"라는 말은 어떻습니까?

암 환자들은 자꾸만 '죽느냐 사느냐'를 선택하려 합니다. 하지만 인간은 누구나 죽으니 생사는 선택 사항이 아닙니다. 그보다는 '어떻게 사느냐'가 중요합니다. 우리는 죽지 않으려고 사는 것이 아닙니다. 즐기기 위해, 하고 싶은 일을 하기 위해 사는 것입니다.

저도 암을 경험하고서야 인생의 우선순위를 정리할 수 있었습니다. 길든 짧든 인생은 유한하므로 한정된 시간 안에 원하는 일을 모두 하기는 어렵습니다. 그렇다면 제일 하고 싶은 일부터 먼저 해야 하겠지요.

종교적으로 들릴지는 모르지만, 태어난 데는 반드시 의미가 있다고 생각합니다. 존재에는 의미가 있습니다. 실패나 성공이 아니라 의미가 있을 뿐입니다. 실패는 메시지를 전해주는 사건이며, 오히려 성공에 안주하면 그것으로 끝인지도 모릅니다. '벌써 죽으면 안 되지. 아직 하고 싶은 일이 있어. 그러니 암의 말을 잘 듣고 반성하여 생활 습관을 바꾸고 삶의 방식을 바꾸자.' 이렇게 결심한 사람은 하고 싶은 일에 열정적으로 몰두할 수 있을 것입니다. 암이 있든 없든 마찬가지입니다. 침울하게 처져 있기에는 시간이 아까울 테니까요.

신은 정말로 하고 싶은 일을 찾아 그 일에 활기차게 도전하는 사람에게 시간을 줍니다. 즉, 암이 저절로 사라집니다. 환자들을 통해 제가 실제로 확인한 사실입니다.

시한부 선고는 잘 들어맞을까?

　시한부 선고는 믿는 사람에게만 잘 들어맞습니다. 의학적 증거와 마찬가지로 시한부 선고나 생존율 데이터도 틀릴 때가 많습니다. 데이터상으로는 벌써 세상을 떠났어야 할 4기 환자가 건강을 되찾은 것을 달리 어떻게 설명할 수 있을까요? 한편 과학을 신봉하는 환자들은 1년 남았다는 선고를 받은 후 실제로 1년 만에 숨을 거두기도 합니다. 1년이라는 기간이 과학적으로 타당해서라기보다는 그들이 1년이라는 숫자를 곧이곧대로 믿었기 때문이라고 생각합니다.

　"그건 예상치일 뿐이야! 인간에겐 무한한 가능성이 있잖아. 지지 않겠어!"라고 반박이라도 하듯 선고 기한

을 훌쩍 넘겨 생존하는 사람도 많습니다. 이런 환자는
불확실한 시한부 선고에 의존하지 않겠다며, 과학 지상
주의를 내세우는 의사를 찾지 않습니다. 이처럼 치료 도
중에 이탈한 환자의 데이터는 당연히 집계에 포함되지
않겠죠. 1년을 선고받은 사람이 10년 이상 건강하게 산
다 해도 생존율 데이터에 반영되지 않는 것입니다.

예를 들어 한 환자가 1년의 시한부를 선고한 의사를
떠나 다른 병원을 찾아갔다고 합시다. 그리고 20년 후에
그 환자가 여전히 건강하게 살고 있다는 소식을 들었다
면 그 의사는 어떻게 반응할까요? 다른 암 환자에게 "이
런 멋진 사례도 있습니다!"라고 전해줄까요? 십중팔구
는 그 소식을 못 들은 체할 것입니다.

5대 습관만으로 암이 사라질까?

    지금까지 5대 습관이 매우 중요하다고 여러 번 강조했는데, 실제 사례를 소개하겠습니다. 5대 습관을 실천하여 선고받은 기한을 훌쩍 넘긴 I씨(남성, 당시 73세)의 이야기입니다.

    의사들에게 이 이야기를 하면 분명 "뭔가 오류가 있었겠지"라고 말할 것입니다. 저도 예전에는 그렇게 생각했으니까요. 그러나 누구에게나 I씨와 같은 자연 치유력이 있습니다. 암은 자연 치유력이 감소하여 생긴 결과에 불과하며, 자연 치유력을 갉아먹는 주범은 바로 나쁜 생활 습관입니다. 그러므로 진실을 깨닫고 과감하게 생활 습관을 바꾸면 암은 반드시 사라집니다.

176쪽의 사진을 보면 전이로 부풀어 오른 간의 90퍼센트를 암세포가 차지하고 있습니다. 복부 동맥 주변의 림프샘도 부어 있고 복수도 차 있습니다. 위암이 간과 림프샘에 전이해 암성 복막염을 일으킨 것으로 보입니다. 그러나 환자는 심각한 통증이 없었고 위 십이지장 연결술을 받은 후 음식도 조금은 섭취할 수 있는 상태였습니다. 복부 촉진 결과 압통, 간의 경화 및 부기는 생각보다 가벼웠으나 다리의 부종이 비교적 심했습니다. 시립병원 의사가 치료하지 않으면 시한부 3개월이라고 선고했다는데, 솔직히 제가 보기엔 한 달도 장담하기 어려운 상태였습니다.

초진 때 I씨가 수액을 맞는 동안, 부인을 복도로 불러내 말했습니다.

"상황이 좋지 않습니다. 암이 상당히 진행된 상태라서 3개월도 힘들 수 있어요. 지금 하고 싶은 일은 뭐든 하시게 도와드리세요."

"남편은 앞으로 어떻게 되는 건가요?"

"음식을 점점 못 드시게 될 겁니다. 배도 부을 테고, 지금은 통증이 없지만 앞으로 통증을 느낄 가능성이 있습니다. 간에 암이 있다 보니 황달도 생길 수 있습니다. 발 부종은 저영양 탓이라 개선되기 어려울 수 있고요. 수

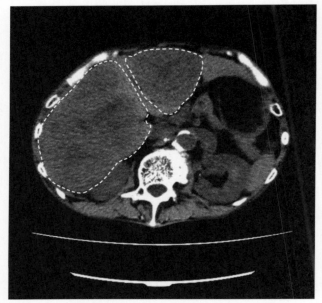

복부 CT
간의 90퍼센트가량이 암에 잠식당했음

액의 영양분으로 암이 성장하니 고열량 수액도 투여하기
어렵습니다. 지금은 못다 한 일을 다 하시도록 해서 여한
을 남기지 않는 게 중요합니다."

그 후 I씨의 몸 상태를 살펴보고 주 1~2회씩 외래로

방문해서 수액을 투여했습니다. 수액은 주성분이 영양제와 비타민이었고 저하된 순환 기능을 촉진하기 위한 스테로이드가 약간 추가되었습니다.

그로부터 4개월 후에 알게 된 사실이지만, 초진 이후 I씨는 마음의 변화를 겪었다고 합니다.

매주 내원해서 진찰받고 수액을 투여하며 통원하기 시작된 후, 점점 나빠지는 게 아닐까 하는 부인의 불안과는 달리 I씨의 얼굴이 점점 밝아졌습니다. "선생님, 수액을 맞고 건강해졌어요"라며 좋아하기에 저는 "잘됐네요!"라고 대답하면서도 속으로 '스테로이드가 특별히 잘 듣는 체질인가?'라며 의아해했습니다. 어찌 됐든 건강해진 건 좋은 일이었습니다.

그러나 시간이 좀 더 흐르자 동행한 부인이 남편이 없는 곳에서 저에게 이렇게 물었습니다.

"선생님, 남편은 언제부터 나빠지나요?"

대답하기 어려웠습니다. 30년 넘게 임상 경험을 쌓았지만 이렇게까지 증세가 개선되리라고는 생각한 적도 없었기 때문입니다. 그래서 겨우 이렇게 대답했습니다.

"차차 그렇게 될 겁니다."

부인도 언제 일이 닥칠지 몰라 불안했을 테죠.

그런데 이게 웬일입니까? I씨는 전보다 더 잘 먹고,

얼굴색도 좋아지고 건강해졌습니다. 3개월 선고를 받고 4개월째에 접어들던 무렵, I씨는 웃으며 이렇게 말했습니다.

"선생님, 체중이 8킬로그램이나 늘었어요!"

"네?"

할 말을 잃었습니다. 부인도 I씨가 없는 곳에서 물었습니다.

"남편은 언제 죽나요?"

여전히 할 말을 찾을 수 없었습니다. I씨는 치료받지 않겠다는 본인 의지에 따라 영양제와 비타민, 약간의 스테로이드를 수액으로 투여한 것 말고는 아무 치료도 받지 않았습니다. 항암 치료는 물론이고 우리 클리닉의 보완 대체 치료도 받지 않았습니다. 그런데 어떻게 이런 일이 일어났을까요? 저도 모르게 I씨에게 물었습니다.

"저, 집에서 따로 뭔가 하시나요?"

"글쎄요, 선생님이 5대 습관을 이야기하셔서 생활 습관을 개선했을 뿐이에요."

"정말 그뿐이라고요?"

"네, 뭐가 또 있겠어요?"

그때 찍은 복부 CT 사진이 179쪽입니다. 4개월 전에 있었던 간의 암세포가 90퍼센트는 사라졌습니다! 다

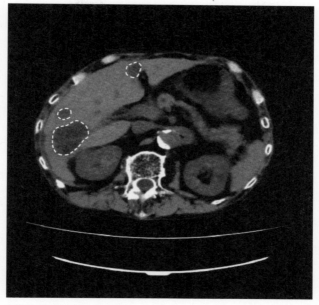

초진 후 4개월째의 복부 CT 사진
간 종양의 약 90퍼센트가 사라짐. 다른 사진에서는 복수와 복부 림프샘 부기도 사라짐.

른 사진을 보니 복수도 사라졌고, 부풀었던 복부 림프샘
도 자취를 감추었더군요. 벌어진 입을 다물 수가 없었습
니다.

　　I씨는 생활 습관을 어떻게 고쳤을까요? I씨의 변화

179

를 소개하겠습니다.

[수면 습관]

전에는 평균 8시간을 잤는데, 초진 이후로 매일 10시간씩 푹 잔다.

[식사 습관]

이전에는 주로 고기를 먹고 채소를 많이 먹지 않았지만, 초진 이후에는 고기를 끊고 채소를 잘 챙겨 먹으려고 노력한다.

[온열 기술]

이전에는 관심이 없었지만, 초진 이후 온열에 신경 쓰며 입욕하고 있다. 평소에도 몸이 식지 않도록 조심한다.

[운동 기술]

이전에는 운동을 거의 하지 않았지만, 초진 이후 매일 30분 이상 걷는 것을 습관화했다.

[웃음 기술]

이전에도 잘 웃는 성격이었지만, 초진 후에는 의식적

으로 더 웃으려고 노력한다.

I씨는 그뿐만 아니라 나쁜 습관도 끊었습니다. 50년 간 담배를 하루에 2갑씩 피우고 일주일에 일본주를 2리 터 가까이 마셨는데, 초진 후에는 둘 다 완전히 끊었다고 합니다.

어떻게 이렇게 변할 수 있었을까요? 마음가짐이 달 라졌기 때문일 것입니다. I씨는 오랫동안 술을 마시고 담 배를 피우는 등 생활 습관이 건강하지 않아 언젠가 문제 가 터질지 모른다고 생각하면서도 습관 개선을 미루어왔 습니다. 그러다가 암 진단 이후 다음과 같은 과정을 거치 며 마음의 변화가 일어났을 것입니다.

[1단계] 암 선고

I씨는 이전에 큰병을 앓은 적이 없었지만 암으로 진 단받는 순간 '결국 이렇게 됐네'라고 생각했다고 합니다. '올 것이 왔다'라며 암을 순순히 받아들인 것입니다. 이 런 마음가짐이 변화를 가능하게 했습니다.

[2단계] 말기 선고

아무것도 하지 않으면 3개월, 항암제를 쓰면 6개월

에서 1년이 남았다는 말기 암 선고를 받고, I씨는 죽음이 눈앞에 아른거리는 동시에 아직 죽을 수 없다는 생각이 들었다고 합니다. 특별히 이루지 못한 일이 있어서는 아니었다고 했습니다. 어쨌든 암 말기인 자신의 상태를 순순히 받아들인 동시에 아직 죽을 수 없다고 결심했다는 것이 중요합니다.

[3단계] 결의의 강화

I씨의 말에 따르면, 제가 초진 때 "별로 심하지 않다"고 말했다고 합니다. 그런데 저는 그런 기억이 없고, 그랬을 리도 없습니다. 치료하지 않으면 3개월은커녕 1개월도 장담할 수 없다고 생각했으니까요. 그러나 I씨는 '의사가 별로 심하지 않다고 하니 나을 수 있겠구나'라고 생각하고 마음을 바꾸었다고 합니다.

정말 그렇게 말했을까요? 기억을 더듬어보니 그랬을 가능성도 없지는 않습니다. 사진상으로는 상당히 진행된 것으로 보였지만, I씨의 복부를 촉진할 때는 의외로 종양이 만져지지 않았거든요. 그래서 무심결에 "어? 별로 심하지 않네"라고 중얼거렸을지도 모릅니다. 물론 사진 소견에 비해 심하지 않다는 뜻이었지만, 그 말만 들은 I씨는 병세가 별로 심하지 않다는 뜻으로 착각했을 수 있습니다. 참 고마운 착각이죠.

어찌 되었든, 이 말을 듣는 순간 '아직 죽을 수 없다' 는 I씨의 결의는 '나을 것이다'라는 확신으로 바뀌었을 것입니다. 이런 마음의 변화가 생활 습관을 바꾸는 원동력이 되었을 테고, 그 덕분에 5대 습관을 실천하며 면역력이 회복된 것입니다.

이처럼 몸은 저절로 낫습니다. I씨가 엄청나게 애쓰고 노력한 것도 아닙니다. 다만 이전의 생활 습관(음주와 흡연)에 휘둘리지 않겠다고 결심하고 새로운 생활 습관을 들이려 힘쓴 결과, 암이 사라진 것입니다.

그러나 대부분은 암이라고 진단받으면 불안을 느낍니다. 목숨이 위험하다면 공포도 느낄 것입니다. 그래서 '정말 이렇게 하면 될까? 이렇게 하면 나을까? 더 좋은 약이 없을까? 더 용한 의사는 없을까? 더 좋은 치료법은 없을까?'라며 자신을 치료해줄 외부의 도구에 집착하기 쉽습니다. 죽음에 대한 공포가 생에 대한 강한 집착을 낳고, 그 집착이 더한 집착을 부릅니다. 그러면 어느새 치료에 필사적으로 매달리고, 정신을 차려보면 '암을 치료하려고 사는 사람'이 되어 있는 거죠. 마음은 이해하지만, 완전히 잘못된 삶입니다. 가슴에 손을 얹고 생각해보세요. 여러분은 암을 치료하기 위해 태어났나요? 암 치료가 인생의 목표인가요?

분명 진짜로 하고 싶은 일이 있을 것입니다. 다만 그 일을 하는 데 암이 방해가 되니까 치료하려는 것입니다. 즉, 암 치료는 인생을 합리적으로 살기 위한 수단일 뿐입니다.

I씨는 시한부 선고를 받아들이고 치료를 결심한 뒤 생활 습관을 개선하는 데 전념했습니다. 불안함도 있었지만 '그래도 웃음'으로 날려버렸습니다. 무조건 낫는다는 결과가 보장된 것도 아니었는데 말입니다.

그래서 저는 I씨가 진정으로 강인한 사람이라고 생각합니다. I씨는 나쁜 결과가 나온다고 해도 "이걸로 됐어, 나는 최선을 다했어"라고 당당하게 말할 수 있는 삶을 살았습니다. 치료에 지나치게 집착하지 않으면서 5대 습관을 실천하는 데 집중한 것입니다. 그리고 4개월 후에는 기적을 일으켰습니다.

4장

의사의 속마음, 의사의 죄, 의사의 선택

의사의 신념에 휩쓸리지 말 것

낫지 않는다고 믿는 의사에게 치료받으면 암이 사라지지 않습니다. 당연한 말입니다.

서양 의학만 배워서 신봉하는 의사들은 4기 환자에게 '불치'라는 꼬리표를 붙입니다. 그렇게 배웠기 때문입니다. 하지만 4기 암을 극복하고 건강해진 사람도 많습니다. 그러니 '4기는 불치'라는 꼬리표는 믿을 것이 못 됩니다.

"생명은 그렇게 연약하지 않아"라고 노래하며 암 환자에게 희망을 주는 싱어송라이터 스기우라 다카유키杉浦貴之 씨도 한때는 환자였습니다. 희귀한 신장암이 발견되어 의사에게서 "그 병이 발병한 후 2년 이상 생존한 사람은 없습니다"라고 선고를 받았으니까요. 그러나 스기우라 씨는 20년이 지난 지금까지도 건강하게 전국을 돌아다니며 공연을 통해 암 환자들을 격려하고 있습니다. 아주 훌륭한 활동입니다.

의학자는 과학자입니다. 그래서 100퍼센트 과학에 기초한 의견을 제시합니다. 다시 말해 의학자는 데이터와 증거를 믿으며 언제나 정확성을 추구하는 사람입니다. 그러나 의사는 의학자와 다릅니다. 데이터와 증거도 중요하지만, 원활한 소통을 통해 환자의 가치관을 최대한 이해하고 이전에 쌓은 임상 경험, 직관, 사상 등을 총동원하여 치료 방침을 수립하는 일이 더 중요합니다. 그 결과 각 환자에게 가장 좋은 방법이 무엇인지 결론을 도출해야 합니다. 이것이 의사의 신념입니다. 그러므로 의사의 가치관에 따라 치료법도 달라질 수 있습니다. 그렇다고 환자에게 자신의 가치관에 따른 방식을 강요해서는 안 됩니다. 그것은 심각한 간섭입니다. 치료법을 정하는 것은 환자의 몫입니다. 의사는 조언과 도움을 줄 뿐입니다.

그런데 과학과 가치관을 혼동하는 의사가 많은 것 같습니다. 그들이 믿는 과학은 암에 관한 데이터 일부를 제시할 뿐입니다. 그것으로는 4기 암이 사라지는 이유를 전혀 설명하지 못합니다. 따라서 그들이 믿는 과학은 사실 본인의 가치관에 불과합니다. 자신의 가치관을 환자에게 강요해서는 안 됩니다. 과학에는 정답이 있어도, 가치관에는 정답이 없기 때문입니다.

따라서 환자는 의사의 신념에 휩쓸리지 말아야 합니다. 의사의 말에 전적으로 동의한다면 문제가 없지만 어딘지 맞지 않는다는 생각이 든다면 다른 의사를 만나보는 것도 좋습니다. 자신이 동의할 수 있는 방침을 제시하는 의사를 찾아가세요. 부디 스스로 치료 방침을 정하기를 바랍니다. 의사의 말에 동의할 때만 그 말을 따르세요. 이상하다는 생각이 들면 거부해도 됩니다.

의사가 사람을 죽인다

배가 고플 때 눈을 감고 입속에 맛있는 음식이 가득 들어 있다고 상상해보세요. 실제로 먹지 않아도 침이 고일 것입니다. 우리 몸은 이처럼 상상에도 반응합니다. 상상이 자율 신경을 자극하여 반응을 일으키는 것입니다. 자율 신경은 면역세포도 관장합니다. 그래서 부교감 신경이 활동하면 림프구가 활발해져 암을 억제합니다. 한편 불안, 공포심, 고독감은 교감 신경을 자극하여 전쟁·도주 반응을 일으킵니다. 그러면 과립구가 늘어나고 과립구는 암세포를 부추깁니다. 자율 신경이 림프구를 자극하는 한편 암도 자극하는 것입니다. 그리고 이 자율 신경은 상상에 큰 영향을 받습니다.

세계 최첨단 세포 생물학을 연구하는 연구자들은 인간의 의식과 환경이 세포나 유전자 기능에 영향을 미친다는 사실을 이미 증명했습니다. 후생유전학Epigenetics★에 따르면 암을 치료하고 생활 습관을 바꾸어도 "이게 무슨 효과가 있겠어? 그래봤자 아무것도 달라지지 않아. 어차피 재발할 거야"라고 믿으면 아무 효과도 나타나지 않는다고 합니다.

반면 믿을 만한 사람이 "난 이걸 먹고 암을 고쳤어! 먹어봐"라면서 실제 효과가 없는 건강 기능 식품을 권해서 먹는다면, 기력이 생길 뿐만 아니라 실제로 암이 작아지기도 합니다. 플라세보 효과를 무시하면 안 됩니다. 좋은 쪽이든 나쁜 쪽이든, 인간의 믿음과 상상은 그만큼 강력합니다.

많은 의사가 암에 큰 영향을 미치는 믿음의 힘을 무시합니다. 자신의 말 한마디가 환자에게 큰 용기를 주기도, 큰 상처를 입히기도 한다는 것을 모르는 의사가 많습니다. 그러니 환자와 눈 한번 마주치지 않고 "우리 클리닉에서는 할 수 있는 게 없습니다. 원하시면 다른 병원 소개해드리겠습니다"라든가 "이젠 완화 케어밖에 없습

★ DNA의 염기서열 변화 없이 형질이 다음 세대로 전달되는 현상을 '후생 유전'이라 한다.

니다"라고 말하는 거죠. 이를 악물고 낫겠다고 하는 환자에게 어떻게 그런 말을 할 수 있는지, 같은 의사로서 화가 나서 견딜 수 없습니다.

의사에게 상처받았다고 말하는 암 환자가 많습니다. 마음에 큰 상처를 받아 살아갈 의욕과 삶의 보람을 잃어버리면 원래 있었던 자연 치유력까지 사라지는 것 같습니다.

분자 표적약 치료로 폐암이 깨끗이 사라진 환자가 있었습니다. 제가 기뻐서 소리쳤습니다.

"사라졌네요! 정말 잘됐어요!"

그러자 환자가 말했습니다.

"선생님이 좋아하시니 기분이 좋네요."

저는 고개를 갸웃거렸습니다.

"제가 좋아해서 기분이 좋다고요? 본인이 좋은 게 아니고요?"

"사실 이 엑스레이 사진은 ○○병원에서 찍은 거예요."

"네?"

"이 사진을 보고 ○○병원 선생님이 뭐라고 했는지 아세요? 분명 재발할 거래요."

저는 할 말을 잃었습니다. 그 의사는 만약의 상황에

대비하는 데 급급해서 그랬을 것입니다. 나중에 혹시 재발하더라도 "제 예상이 맞았군요"라고 말할 수 있으니까요. 그러나 제 생각은 다릅니다. 그 사람은 의사로서는 어떤지 몰라도 인간으로서는 부족한 듯합니다. 저라면 그 상황에서 이렇게 말했을 것입니다.

"암이 사라져서 다행이에요! 하지만 혹시라도 다시 생기면 안 되니까 방심하지 말고 신경 쓰셔야 해요."

그러면 환자도 기분 좋게 대답할 것입니다.

"그렇죠. 예전 생활로 돌아가면 안 되죠."

의사들은 자신의 말이 환자에게 얼마나 큰 상처를 주고 치유력을 갉아먹을 수 있는지 깨달아야 합니다. 그래서 저도 의사이기 전에 인간이 되어야 한다는 마음으로 조심하고 있습니다.

의사는 왜 환자에게 배려 없이 말하는가?

마음이 꺾이면 병세도 나빠집니다. 그런데 환자의 마음을 제일 심하게 꺾는 사람이 의사입니다. 환자는 누구나 낫고 싶어서 병원에 가고 의사에게 의지합니다. 그런데 의사가 "어떤 약을 써도 소용없어요. 안 나을 겁니다"라거나 "앞으로 2개월쯤 남았습니다"라는 식으로 아무렇게나 말을 내뱉으면 마음이 상하겠지요. 이런 말을 들으면 아무리 의지가 강한 환자라도 좌절할 것입니다. 사실이라고 해도 그렇게 말하면 안 됩니다.

왜 의사들은 특히 말기 암 환자에게 배려 없는 말을 자꾸 내뱉는 걸까요? 첫째, 실패 경험이 없기 때문입니다. 엘리트로 자란 탓에 좌절을 모르는 거죠. 의사라면 어릴 때부터 공부를 잘했을 것입니다. 명문 고등학교를 거쳐 의대에 합격하고 국가 고시를 통과하면 주변 사람들이 선생님이라고 부르며 따릅니다. 그러면 자연스럽게 교만해져서 고민하고 괴로워하는 사람의 마음을 헤아리지 못하게 됩니다.

둘째, 바쁘기 때문입니다. 바쁠 '망忙' 자는 '마음'과 '잃다'는 글자가 합쳐진 글자로 마음을 잃어버린다는 뜻입니다. 의사들은 너무 바빠서 시간적, 정신적 여유가 전혀 없습니다. 그래서 눈앞의 환자를 진찰하면서도 다음 일, 다음다음 일을 생각해야 합니다. '이 사람 다음은 저 사람이군. 저 사람을 다 보면 수술이 하나 있고. 게다가 오늘은 당직이네. 그러니 이 사람은 3분 안에 진료를 끝내야겠어.' 이렇게 역산하며 진찰하는 것입니다. 말 그대로 마음을 잃어버린 상태인 거죠. 환자가 눈앞에 있지만 없는 것과 같은 상태입니다.

한번은 제가 어떤 환자에게 다른 병원을 소개해 입원하게 했습니다. 그래서 환자 정보를 공유하려고 그 병원을 찾아갔는데, 담당 의사가 도통 저와 이야기하려 들지 않았습니다. 제가 눈앞에 있는데도 얼굴 한번 들지 않고 뭔가 적기만 했습니다. 기가 막혀서 입을 다물었더니, 메모를 적어 옆에 있는 간호사에게 건넸습니다. 메모를 제게 직접 주지 않고 간호사에게 준 것도 어이가 없었는데, 그 내용은 더 가관이었습니다.

"지금 바빠서 이야기 못 해요."

동료 의사가 일부러 찾아온 데다 심지어 제가 나이도 많은데 무슨 태도인가 싶어 화가 났습니다. 그런데 나중에 기회가 생겨 천천히 이야기해보니, 그 의사도 나쁜 사람은 아니었습니다. 오히려 좋은 사람이었습니다. 환자를 한 사람이라도 더 치료하고 싶어서 의사가 된 사람이었죠. 사람은 원래 바빠서 마음을 잃으면 그렇게 변해버립니다. 힘든 일을 도맡아 하는 의사들이 그 단적인 예입니다.

교만한 의사, 도박 때문에 분노하다

고상한 척하며 말했지만, 저도 예전에 외과에서 일할 때는 교만 덩어리였습니다. 지금은 조금 나아졌겠지만 말입니다. 당시 반신 마비에 당뇨병이 있는 60대 남성 환자의 췌장암 수술을 맡았습니다. 환자는 마비 때문에 혈액 희석제를 복용하는 중이어서 수술에 약간의 위험이 따랐습니다. 수술 전후로 약을 중단하면 뇌경색이 재발할 위험이 있었고, 수술 후의 혈당 관리에도 신경을 써야 했죠. 심지어 췌장암이라서 수술도 어려웠습니다.

수술 전날, 환자에게 가서 인사했습니다. 대개는 "수술이 내일이네요. 잘 부탁드립니다"라며 웃으며 인사하는 것이 관례였는데, 그날따라 제가 한마디를 보탰습니다. "수술이 내일이네요. 잘 부탁드립니다. 그런데 수술 끝나면 뭘 하고 싶으세요?"

그러자 환자가 이렇게 대답했습니다. "네? 수술 끝나면요? 도박하러 가야죠!"

저는 그 말을 듣고 화가 치밀어오르면서 가슴이 답답해졌습니다.

'합병증이 이렇게 많은 데다 암 수술 중에도 가장 위험한 췌장암인데⋯⋯. 큰 수술이라고요! 최첨단 기술을 구사한다 해도 굉장히 어려운 수술이란 말입니다! 도박하려고 수술받는다고요? 저는 당신을 도박장에 보내려고 열심히 수술하는 거예요? 이런 어려운 수술을 받고 나면 다른 사람에게 도움이 되려고 노력해야 하는 거 아닙니까?'

그런데 제가 분노한 진짜 이유는 무엇이었을까요? 사실 이 환자는 잘못이 없습니다. 무사히 수술받고 건강해져서 도박을 다시 즐길 수 있다면 좋은 거죠. 제가 분노한 것은 교만했기 때문입니다. 의사를 대단하고 숭고한 직업으로 생각하다 보니 '내가 이렇게 대단한 일을 해주는데 어떻게 당신이 감히!'라는 생각에 분노가 끓어올랐던 것입니다.

이 마음을 선배에게 털어놓았습니다.

"도박하러 가고 싶다고 하더라고요! 참 나, 어이가 없어서……."

그러자 선배가 되물었습니다.

"도박이 뭐 어때서?"

선배의 말이 맞았습니다. 지금은 저도 압니다. 환자가 건강해지는 것이 무엇보다 중요하죠. 하지만 그때는 교만해서 그걸 몰랐습니다.

의사가 존재하는 이유

　　외과 의사 시절의 일입니다. 스킬스 위암*에 걸린 여성을 담당한 적이 있습니다. 환자는 무척 아름다운 여성이었지만, 웃는 모습을 한 번도 보여주지 않았습니다. 미인이라서 더 도도해 보였는지도 모르죠. 그러던 어느 날 그 환자가 갑자기 활짝 웃었습니다. 제가 깜짝 놀라 물었습니다.

　　"오늘따라 기분이 좋아 보이시네요."

　　"간호사가 히나마쓰리** 때가 됐다면서 종이접기로 축제에 쓸 인형을 만들자고 했어요. 항암제 부작용으로

★　Schirrous-type, 난치성 위암의 일종
★★　여아의 무병장수와 행복을 빌기 위해 해마다 3월 3일에 열리는 일본 전통 축제. 이때 쓰이는 여아 인형을 '히나 인형'이라 한다.

손이 잘 안 움직였지만 열심히 접었어요. 원래 종이 공예를 아주 좋아했거든요. 너무너무 재미있었어요. 병원에서는 힘든 일밖에 없었는데 종이접기를 하는 날이 올 줄은 몰랐어요. 입원한 후 처음으로 살아 있어서 다행이라고 생각했죠."

종이를 접어 인형을 만들었을 뿐인데 늘 얼굴이 굳어 있던 환자가 활짝 웃은 것입니다. 심지어 살아 있어서 다행이라고도 말했습니다.

저도 환자를 위해 열심히 치료를 진행했습니다. 수술할 수 없는 상태여서 주로 항암제를 썼더니(당시에는 외과 의사가 항암제를 썼음), 환자는 부작용으로 무척 힘들어하며 연신 얼굴을 찌푸렸습니다. 그런데 간호사가 종이접기 하나로 환자를 웃게 만든 것입니다.

나는 대체 뭘 했나 싶어 충격을 받았습니다. 저는 환자를 줄곧 괴롭혔고, 간호사는 그 괴로운 나날에 유일한 빛을 비춰주었던 거죠. 의료인으로서 잘못한 것은 없었지만 무력감을 느꼈습니다.

의사는 왜 존재할까요? 저는 지금도 '의사는 치료의 주체가 아니라 환자가 스스로 자신을 치유하도록 도움을 주는 사람'이라고 믿으며 의사의 존재 이유를 찾고 있습니다.

암 치료의 열쇠는 환자가 쥐고 있다

저도 예전에 그랬지만, 수많은 의사가 암을 치료해 주겠다며 환자를 고압적인 자세로 대하곤 합니다. 그래서 결과가 좋으면 다행이지만, 그렇지 않을 때도 "재발했네요", "전이했습니다"라고 아무렇지 않게 말하고 지나갑니다. 의사가 이런 식이면 환자는 불안할 수밖에 없겠죠.

저는 환자에게 "함께 치료합시다"라고 말합니다. "그런데 왜 치료하려 하시나요?"라는 질문도 덧붙입니다. 앞에서 이야기했듯, 암 치료는 최종 목표가 아니라고 생각합니다. 사는 동안 하고 싶은 일, 만나고 싶은 사람, 가고 싶은 곳이 있을 것입니다. 그 목표를 이루는 데 암이 방해되니까 없애려는 것뿐입니다.

환자에게 "환자분은 왜 암이 발병한 걸까요?"라고 묻기도 하는데, 그러면 대개 스트레스 때문이라고 답합니다. 스트레스의 원인은 대부분 인간관계입니다. 남편이나 상사, 동료 등 가까운 사람과의 인간관계 스트레스가 심했다는 것입니다. 환자들은 그 사람이 이런 말을 했다거나 저렇게 행동했다며 고충을 토로하지만, 과연 문제가 상대에게만 있을까요? 어쩌면 그런 말을 해서는 안 된다거나 이런 행동은 안 하는 게 당연하다고 생각하는 본인에게 문제가 있는 것은 아닐까요?

타인은 바꿀 수 없습니다. 그러므로 스트레스의 원인은 타인이 아닌 자신의 사고방식에 있는지도 모릅니다. 바꿀 수 있는 것은 오직 자기 자신뿐이며, 자신이 바뀌면 스트레스가 없어질 것입니다. 그렇게 생각하는 게 좋습니다. 결국 모든 것이 본인 문제입니다. 암을 치료하는 열쇠도 본인이 쥐고 있습니다.

《암, 그들은 이렇게 치유되었다》는 4기 암을 극복하고 살아남은 1,000명 이상의 삶의 요령이 담겨 있는 책입니다. 이 책에 따르면, 극적인 완치에 이른 사람들의 삶에는 9가지 공통점이 있습니다. 이 책을 처음 읽었을 때의 충격을 지금도 기억합니다. 그래서 지금도 이 책을 제 인생 지침서로 간직하고 있습니다. 이 책에는 해외 사례만 나와 있지만, 다음에 이어질 마지막 장에서는 제가 실제로 만난 사람들이 암을 어떻게 극복했는지 이야기해보겠습니다.

5장

다시 태어남

본연의 모습, 있는 그대로의 모습으로
다시 태어나다

저는 말기 암 환자에게 "죽기 전에 신이 하루를 준다고 하면 뭘 하고 싶으세요?"라고 묻곤 합니다. 그러면 대부분 평범한 하루를 보내고 싶다고 하죠. 모든 사람이 신에게서 날마다 하루를 받고 평범하게 살아가고 있지만, 그게 일상이 되다 보니 고마운 마음을 잊었는지도 모릅니다. 그러나 암이 생겨 시간의 유한함을 의식하면 새삼 깨닫게 됩니다. 평범한 일을 평범하게 반복하는 것이야말로 지극히 행복한 일이라고 말입니다.

이런 만화를 본 적이 있습니다. 개미가 먹이를 찾아 들판으로 나갑니다. 먹이를 발견했지만 그 먹이가 있는 곳으로 가려면 깊은 골짜기를 넘어야 합니다. 개미는 이것저것 생각합니다. 주변을 돌며 쉬워 보이는 경로를 찾기도 하고, 나뭇가지로 다리를 만들어보려고도 합니다. 개미는 '깊은 골짜기를 넘으려면 어떻게 할까?'라는 문제에 점점 깊이 몰두합니다. 그러다 문득 이런 생각이 듭니다. '어? 내가 왜 이 골짜기를 넘으려고 애쓰는 거지?' 하지만 금세 고개를 젓고 맙니다. '몰라, 일단 이 골짜기를 어떻게든 넘어야 해.' 그리고 다시 골짜기와의 씨름에 몰두합니다. 먹이를 구한다는 본래의 목적을 잊은 것입니다.

제가 진료한 암 환자들이 이런 상태였습니다. 선고받은 순간부터 초조해져서 '치료할 거야. 치료할 수 있어! 치료해야 해!'라는 생각에 몰두합니다. 저도 암 환자였을 때 딱 그 상태였습니다.

리본Reborn이라는 말은 다시 태어난다는 뜻입니다. 암은 환자에게 달라지라고 말하지만, 그렇다고 해서 다른 사람이 되라는 것은 아닙니다. 본래의 자신으로 돌아가라는 거죠.

암은 생활 습관에서 생겨납니다. 특정한 마음의 습관(버릇) 때문에 수면, 식사, 운동, 온열, 웃음의 5대 습관에서 멀어지면 암이 생기는 것입니다. 그리고 어쩔 수 없다고 자신에게 핑계를 대며 10년 넘게 그런 삶을 유지해서 습관화하면 결국 암이 발병하고 맙니다.

서양 의학은 이때 암을 '악'으로 보고 '없애는' 치료를 시작합니다. 그러나 서양 의학적 치료(수술, 방사선, 항암제)로 암을 없애더라도 치료는 끝나지 않습니다. 재발과 전이의 위험이 계속 따라다니기 때문입니다. 암은 생활 습관병이므로 암이 발병하기 전에 생활 습관을 자세히 따져보고 암에서 멀어지는 생활 습관을 새로 만들어야 합니다.

다만 멀어지는 방향이 중요합니다. 자신이 아닌 다른 사람이 되려고 애쓸 것이 아니라 본래 자신의 생활 습관을 회복해야 합니다. 저는 이 과정을 리본(다시 태어남)이라고 합니다. '리본'하는 마음으로 5대 습관을 유지하면 암은 사라질 수밖에 없습니다. 즉, 암은 없애는 것이 아니라 '사라지는' 것입니다.

저는 리본을 실천하는 시설을 만들고 싶어서 제 고향이자 요양처였던 기후현 호라도에 '리본 호라도^{REBORN holy door}'를 개설했습니다. 이곳은 암을 계기로 생활 습관을 바꾸려는 사람들을 위한 암 예방 체류형 휴양소입니다.

암은 대개 갑자기 생기는 것이 아니라 이전의 생활 습관에서 생겨나 서서히 모습을 드러냅니다. 그리고 달라져야 한다는 메시지를 보냅니다. 그렇다면 이 메시지에 응답하여 본연의 모습, 있는 그대로의 모습을 회복하고 태어난 목적에 부합하는 삶을 되찾을 장소가 필요합니다. 공기 좋고 물 좋은 곳, 대자연으로 둘러싸인 시설에서 새로운 삶의 방식과 생활 습관을 익히고 본연의 자신, 있는 그대로의 자신으로 다시 태어나는 곳이 바로 리본 호라도입니다.

암 발병을 계기로 생활 습관을 바꾸는 시설

저는 왜 리본을 실천하는 시설을 만들고 싶었을까요?

요양 보험도 없던 1990년대에는 재택 의료를 목적으로 개업하는 의사가 거의 없었습니다. 그러나 저는 그때 외과를 그만두고 제 나름의 고매한 목표를 지향하며 재택 의료의 길로 들어섰습니다. 그러던 중에 요양 보험이 정비되었으므로 주간 돌봄 센터 등 통원 시설을 손질하고 고령화로 점점 늘어나는 치매 환자를 돌보기 위한 그룹홈*을 새로 조성했습니다. 이 시설과 재택 의료가 유기

★   치매 환자의 공동생활을 위한 시설. 한국의 '그룹홈'과는 의미가 다르다.

적으로 기능할 수 있도록 방문 간호 거점과 재택 요양 지원 사업소(케어 매니지 센터*)도 구축했습니다.** 한편 개인적으로는 의사로서 집에서 임종을 맞고 싶어 하는 말기 암 환자들을 주로 담당했습니다. 현장에서 모든 필요가 나온다는 생각으로 이상적인 의료를 향해 나아갔던, 그야말로 신명나게 일하던 시기였습니다.

한창 그러던 중에 암이 발병한 것입니다. 신규로 사업을 확장하며 늘어난 빚도 갚아야 했고 하고 싶은 일도 많았는데, 갑자기 미래로 나아가는 길이 뚝 끊겨버린 듯했습니다. 몹시 괴로웠지만 암은 제게 이렇게 말했습니다.

"너는 지금까지 미래만 바라보며 현재를 소홀히 했다. 내일이 아닌 오늘을, 미래가 아닌 현재를 살아라."

사람은 누구나 반드시 죽습니다. 게다가 언젠가 먼 훗날에 죽는 게 아닙니다. 살 만큼 산 후 '지금' 죽는 것입니다. 그때 이 진실을 깨달았습니다. 그래서 '이 순간을 즐기겠다는 생각만 잊지 않으면, 누구에게나 찾아오

---

* 　요양 지원사들의 거점. 재택 요양 지원 계획 작성, 각 요양 사업소와의 연락 및 조정, 신규 입소자에 대한 요양 보험 시설 소개 등을 담당한다. 모든 비용을 요양 보험으로 충당하는 것이 특징이다.

** 　데이케어센터, 방문간호센터, 장기요양재택의료센터가 있다.

는 죽음의 순간조차 후회 없이 온전히 누릴 수 있지 않을 까?'라는 생각을 하게 되었습니다.

이전의 저는 잘못된 신념 때문에 그런 삶을 실천하지 못했습니다. 오랫동안 의학을 믿고 떠받들다 보니 저도 모르게 암을 악으로, 죽음을 패배로 단정했던 것입니다. 그래서 다른 사람이 임종하는 순간에도 "유감스럽지만"이라든가, "약을 쓴 보람도 없이" 같은 잔인한 말을 내뱉곤 했습니다. 그게 어떤 의미인지 알지도 못하면서 아무렇지 않게 잘도 그런 짓을 했습니다. 의사로서 말도 안 되는 잘못을 저질렀던 거죠.

암으로 사망한 사람은 죽기 직전까지 암이라는 죽을병에 목숨 걸고 저항한 영웅입니다. 그 자손들은 고인에게서 큰 용기를 유산으로 물려받았을 것입니다. 암은 죽을병이자 일본인이 가장 많이 사망하는 요인이므로 선고받은 환자는 큰 충격을 받습니다. 그러나 암 선고는 일단 자신의 생활 습관을 반성할 기회이기도 합니다. 목숨이 달린 일이니 '왜 이런 병에 걸렸을까?'라고 진지하게 생각하는 것입니다.

자신의 생활 습관이 잘못되었음을 알고 치료 후에 목숨 걸고 습관을 바꾼 사람은 재발할 위험이 적습니다. 반대로 '얼른 치료해서 직장에 빨리 복귀하고 싶다'라고 생각하는 사람은 재발하기 쉽습니다. 많은 환자를 진료하면서 직접 확인한 사실입니다. 즉, 암의 말에 귀를 기울이는 사람만이 암을 멀리할 수 있습니다. 반대로 암의 말을 듣지 않고 생활 습관을 바꾸지 않는 사람은 암을 불러들입니다.

마침내 '환자들이 암의 말을 듣고 생활 습관을 바꾸도록 돕는 시설이 필요하지 않을까?'라는 생각에 도달했습니다. 서양 의학으로 암을 치료하는 시설이나 죽음을 앞둔 환자를 환대하는 마음으로 돌보는 시설은 있지만, 암의 말을 듣고 생활 습관을 바꾸어 암을 멀리하도록 돕는 시설은 없었으니까요.

사실 그 전까지는 호스피스를 세우려고 했습니다. 환갑이 될 때까지 암 의료에 종사했고 그때까지 말기 재택 의료를 실천한 사람으로서 호스피스로 이전의 연구를 집대성해야겠다는 생각이 있었기 때문입니다. 그러나 결국 그 계획을 완전히 접고 '암을 계기로 생활 습관을 바꾸도록 돕는 시설'을 만들기로 했습니다. 제가 암 환자가 되지 않았다면 상상도 할 수 없었을 겁니다. 발병 후 암을 치료하면서 암의 말을 듣는 일이 얼마나 중요한지 알게 된 덕분입니다.

암은 악이 아닙니다. 암은 미움의 대상이 아니라 자

신의 생활 습관을 보여주는 거울입니다. 게다가 암도 자기 몸에서 생긴 것이니 자신의 일부입니다. 이 생각을 수많은 암 환자에게 알리고 싶어서 암의 말을 듣는 시설을 반드시 만들겠다고 맹세했습니다.

암은 생활 방식을 바꿀 절호의 기회입니다. 주변에도 실제로 암이 발병한 후 사고방식이 바뀐 사람이 많습니다. 환자들이 의사 말은 안 들어도 암의 말은 들을 테니 꼭 그런 시설을 만들어야겠다고 거듭 다짐했습니다.

리본 호라도에서 실천하는 일

리본 호라도에 방문한 환자들은 암이 하는 말에 귀를 기울이며 자신의 어떤 생활 습관 때문에 암이 사라지지 않았는지 알아냅니다. 왜 그런 습관이 몸에 배었는지 그 이유가 가장 중요할 텐데, 알아보면 대부분이 마음과 무의식의 문제입니다. 무의식에서 비롯된 오래된 생활 습관은 뼛속 깊이 새겨져 쉽게 바뀌지 않습니다. 심지어 대부분은 자신에게 그런 습관이 있다는 것조차 자각하지 못합니다. 그만큼 당연해졌을 가능성이 큽니다.

그래서 우리 시설에서는 형식부터 바꾸도록 했습니다. 일단 암을 유발하든 말든 마음은 그대로 두고, 5대 생활 습관부터 바꾸는 것입니다. 구체적으로는 수면, 식

사, 운동, 온열, 웃음이라는 5대 측면에서 생활 습관을
검증합니다. 그런 다음 각각을 어떻게 개선할지 계획을
수립하고 실천합니다.

리본 호라도의 일상 풍경

리본 호라도에서는 환자가 5대 습관을 실천하여 나쁜 생활 습관을 근본적으로 개선하도록 돕습니다. 그렇게 해서 암의 초발, 재발, 진행을 예방하는 것이 최종 목표입니다. 물론 저도 진료실에서 환자를 만나지만, 환자들과 가장 많은 시간을 함께하는 사람들은 그곳에 상주하고 있는 직원입니다. 24시간 상주하며 환자들과 한 지붕 밑에서 생활하는 직원들이 저보다 리본 호라도의 일상을 잘 설명할 수 있을 것입니다. 가깝게 지내니 환자들의 마음도 잘 알 테고요. 그래서 직원 대표에게 리본 호라도의 일상을 소개해달라고 부탁했습니다.

★ ★ ★

안녕하세요. 직원 이케다 유리池田ユリ입니다. 리본 호라도에서 환자분들과 함께 후나토 선생님의 철학과 방침을 따르며 생활하고 있습니다.

환자분들은 이곳에 처음 방문한 날 소파에 앉아 울음을 터뜨리는 경우가 많습니다. 그럴 때면 저는 이유를 묻거나 먼저 말을 걸지 않고 조용히 곁에 다가갑니다. 그러면 한바탕 울고 난 환자분이 이렇게 말씀하십니다.

"왠지 모르게 마음이 놓여서요."

계속 고민하며 불안에 쫓기느라 마음이 복잡하게 얽혀 있다가 대자연에 자리 잡은 나무집에 들어오자 긴장의 끈이 갑자기 풀린 것이겠죠. 어떤 환자분은 이곳이 은신처 같다고 했습니다. 듣고 보니 이해가 갔습니다. 리본호라도는 현실 사회나 평소의 일상과 거리를 두기 위한 곳이니까요.

식사는 보양식 위주로 제공됩니다. 그리고 후나토 선생님이 환자의 증상이나 몸 상태에 따라 단백질이 부족하니 달걀을 추가하라든가, 중탕해서 먹어야 한다고 별도의 처방을 내리면 음식이 추가되거나 변경됩니다.

수면 시간은 10시에서 6시로 정해져 있지만, 어디까

지나 과학적, 의학적 지표로 후나토 선생님이 제시하신 기준일 뿐입니다. 생활에 영향을 미칠 만큼 적게 자거나 너무 많이 자지만 않으면 아침에 늦잠을 자도 아무 문제 없습니다. 그래도 정해진 취침 시간과 기상 시간, 식사 시간은 있습니다. 면역력 강화에 규칙적인 생활 리듬만큼 중요한 것이 없으니까요.

요가나 명상 등 프로그램도 운영하지만 강제성은 없습니다. 결석하더라도 직원에게 미리 알릴 필요가 없고 그 이유를 묻는 직원도 없습니다. 누구나 참여하고 싶을 때 참여하는 방식입니다. 산길을 산책해도 되고 책을 읽어도 되고 아무 일 없이 빈둥거려도 됩니다.

정말 자유로운 곳입니다. 강제로 참여해야 일, 반드시 해야 하는 일 따위는 하나도 없습니다. 시간을 정확히 지킬 필요도 없습니다. 그저 자는 시간과 일어나는 시간, 식사 시간을 대강 지키고 직원에게 휴대전화를 반드시 맡겨야 하는 것 외에는 규칙이라 할 만한 것도 없습니다. 시스템이 너무 느슨하고 헐렁하다고 지적하는 환자도 있었습니다.

이 시설에서는 성실하게 지낼 필요가 없습니다. 반드시 무언가 해야 한다는 의무감이나 규칙에 따라 산다면 평상시 생활과 다를 바가 없기 때문입니다. 그렇게 되면 아무런 속박 없이 자유롭게 지내는 이곳에 굳이 머무를 의미가 없습니다.

환자들은 대개 처음에는 반드시 나을 거라든가, 암에 무릎 꿇지 않을 거라며 단단히 벼르면서 이곳에 옵니다. 그런가 하면 반대로 암을 너무 의식하지 말자며 암을 일부러 잊으려고 애쓰는 분도 많습니다. 그러나 애써 잊으려 한다는 것은 암의 존재를 강하게 의식한다는 증거입니다. 그래서 머릿속에서 지우려고 애를 쓰는 것이죠.

하지만 리본 호라도에 머무르다 보면 모든 환자가 달라집니다. 잊으려 하는 것이 아니라 진짜로 잊고 지내다가 '그러고 보니 나 암 환자였지' 하고 문득 떠올리는 식입니다. 하지만 그다음엔 또 금세 잊어버립니다. 그 과정을 반복하다 보면 암에 대한 의식이 점점 희미해집니다. 나을 거라는 생각뿐만 아니라 암이 있다는 사실조차 자연스럽게 잊습니다. 다시 말해 스트레스 없이 매우 편한 마음 상태가 되는 거죠.

우리 시설에 입소하는 사람은 말기 암 환자가 대부분인데, 그중에는 의사가 선고한 기한을 이미 넘긴 분도 아주 많습니다. 선고 기간의 2~3배까지 사는 분도 드물지 않습니다. 이런 환자들에게는 어떤 공통점이 있을까요? 대부분이 자신이 정말 하고 싶은 일을 찾았다고 고백한다는 것입니다.

　그중에서도 T씨가 기억에 남습니다. 저와 동갑이었
고 생일까지 똑같아서 금세 친해졌죠. 시한부 3개월을
선고받고 리본 호라도에 왔는데, 당시에는 의사가 아닌
제가 보아도 아무래도 어렵겠다 싶을 만큼 상태가 심각
했습니다.

　리본 호라도의 식당 게시판에는 "열심히 살지 않아
도 돼요", "착하게 굴지 않아도 돼요"라는 말이 쓰여 있
습니다. '참애고'를 멀리하라는 경계의 말입니다. 그런데
어느 날 T씨가 울면서 이렇게 호소했습니다.

　"왜 열심히 살면 안 돼요? 전 열심히 살고 싶어요. 하
고 싶은 일을 하기 위해 열심히 사는 사람이에요. 그게
제가 살고 싶은 인생이에요! 그게 진짜 저라고요!"

　저는 깜짝 놀라 T씨에게 대답했습니다.

　"마음을 몰라줘서 미안해요. 그럼 열심히 사세요!
하고 싶은 일을 다 할 수 있게 열심히 삽시다!"

　그 후 T씨는 봇물이라도 터진 듯, 하고 싶은 일을 차
례차례 찾아가며 나날이 건강해졌습니다. 행사를 개최
하기도 하고, 휠체어를 타고 가고 싶은 곳에 가고, 만나
고 싶은 사람을 만나면서 즐겁고 알찬 시간을 보냈죠. 그
결과 선고받은 기간의 6배나 더 살았습니다. 정말 멋졌

습니다. 멋지다고밖에 할 수 없는 삶이었죠. 그래서 T씨
는 지금도 제 마음의 지주로 남아 있습니다.

O씨 이야기

이번에는 시설에 머물고 있는 환자에게 리본 호라도의 일상에 대해 들어보았습니다.

O씨(57세)는 6년 전에 난소암이 발병하여 난소, 난관, 자궁을 적출했으나, 7년 후인 지금 왼쪽 폐, 간, 대동맥 주변 림프샘, 복막으로 암이 전이된 것으로 확인되었습니다.

★ ★ ★

O년 2월, 모 병원 주치의가 말했습니다.

"이제 여기서는 할 수 있는 게 없습니다."

의사가 권하는 대로 완화 케어 담당의와 상담을 진행했습니다. 그래도 입원하기는 싫어서, 집에서 요양하다가 때가 되었다 싶을 때 완화 케어 병동에 들어가기로 했습니다.

가족들이 걱정하며 이것저것 알아보더니 페이스북으로 알게 된 후나토 선생님의 이야기를 전해주었습니다. 가족이 걱정하는 것도 무리가 아니었습니다. 저는 집에서 밥을 전혀 못 먹었을 뿐만 아니라 자리에서 일어나기조차 힘든 상태였으니까요.

"제발 리본 호라도에 가자."

가족들이 간곡하게 권했지만, 저는 내키지 않았습니다. 이미 병원에 다니고 있었고, 무엇보다 새로운 곳이 불안했습니다. 게다가 그때는 리본 호라도를 말기 환자만 담당하는 호스피스라고 생각했거든요. 간병 전문 시설로 생각한 거죠. 그래도 가족의 권유에 못 이겨 마지못해 가보기로 했습니다.

먼저 후나토 선생님의 초진을 받았습니다. 제가 "치료 방법이 없다고 들었어요. 이제 어떻게 하면 좋을까요?"라고 물었더니, 후나토 선생님은 시원스레 대답했습니다.

"아직 치료 방법이 얼마든지 있어요. 그중에서 가능

한 방법을 최대한 활용하면 돼요!"

이때 처음으로 '내가 살 길이 아직 있을지 모른다'라고 생각했습니다.

복수가 차 있어서인지 처음에는 몸에서 음식을 받아들이지 못했지만, 2박 3일을 지내다 보니 나중에는 조금씩 먹을 수 있었어요. 그리고 목욕탕도 갈 수 있었습니다. 처음에는 계단 오르내리기가 무척 힘들어서 주요 시설이 있는 2층에서 계단을 통해 1층 목욕탕으로 내려가는 데 1시간이 걸렸어요. 하지만 식사를 하게 되자 조금씩 활기가 돌기 시작했죠. 그런 저를 보고 후나토 선생님이 웃으며 말했습니다.

"목욕탕 갈 때 말고 평소에도 밖에서 산책하는 대신이 계단을 자꾸 오르내려보세요! 여기서는 비 오는 날에도 운동할 수 있잖아요, 하하하!"

선생님의 웃는 얼굴에 깜빡 넘어가 저도 웃어버렸습니다. 전에는 제대로 걷지도 못했는데 제가 계단을 오르내리며 목욕탕에 간다는 것이 스스로도 믿어지지 않았습니다.

직원들도 제 변화를 알아챘던 모양입니다.

"어때요? 첫날보다 건강해지신 것 같아요."

"네, 덕분에요. 산이랑 나무랑 하늘을 멍하니 바라

보고 있을 뿐인데도 어쩐지 온몸의 세포가 건강해지는 느낌이 드네요."

제가 사는 곳도 시골이라 자연환경이 풍부하지만, 집 앞에는 차가 꽤 많이 다니거든요. 그런데 리본 호라도에서는 차가 멀리서 달리는 것이 가끔 보일 뿐 소리는 전혀 들리지 않습니다. 들리는 것이라곤 바람 소리와 새 지저귀는 소리뿐입니다. 정말로 자연의 품속에서 치유받았습니다.

"산책은 하세요?"

"아뇨, 못 하고 있어요. 체력이 아직 모자라서요. 하지만 일주일 전에는 제대로 걷지도 못했으니 많이 건강해진 거죠."

"그렇겠네요. 무리하지 마세요."

그 후 2박 3일이 지나고 귀가할 때는 이미 마음이 바뀌었습니다. 그래서 다음번에는 2주간 머무르기로 하고 다시 찾아왔습니다.

이곳에서의 일상은 이렇습니다.

6월이라 아침 5시부터 하늘이 훤해지니 방 안에 스며든 아침 햇볕에 눈이 저절로 떠집니다. 그래도 바로 일어나지 않고 한참 뒹굴거리다 6시 반쯤 세수합니다. 7시쯤 요가가 시작되는데 필수 프로그램이 아니니 자유롭게 참여하면 됩니다. 저번에 왔을 때는 체력이 달려 참여하지 않았지만, 이번에는 견학하면서 의자에 앉아서 천천히 몸을 움직이는 식으로 조금씩 참여하고 있습니다. 1시간 정도 천천히 움직이고 나면 몸이 꽤 편해집니다. 요가로 몸을 움직인 후 8시 반쯤에 채소를 갈아 만든 '생명 수프'를 먹습니다. 식후에는 수소 가스 치료와 환원 전자 치료를 1시간 받습니다. 치료 후에 빈둥거리다 12시에 점심을 먹습니다. 그런 다음 다시 수소 가스 치료와 환원 치료를 1시간 받습니다. 오후에는 산책하러 나가거나 누워 있거나 책을 읽는 등 자유롭게 시간을 보냅니다. 저는 주로 방에서 데굴거립니다. 5시쯤 수소 가스 치료와 환원 치료를 다시 1시간 받습니다. 치료 후에는 저녁을 먹고 목욕하러 갑니다. 목욕을 끝내면 명상 시간이 있는데 이것도 요가처럼 자유롭게 참여하면 됩니다. 저는 생략하고 일찍 잠자리에 듭니다.

하루가 이렇게 지나갑니다. 반드시 참여해야 하는 프로그램은 하나도 없습니다. 식사 시간이나 목욕 시간도 정해져 있긴 하지만 엄밀히 지킬 필요가 없어서 30분이나 1시간쯤 일찍 가거나 늦게 가도 괜찮습니다. 마음이 내키지 않으면 빼먹어도 됩니다. 그래서 정말 편합니다.

암 발병 전에는 일과 가사를 병행하느라 늘 동동거

리며 살았습니다. 시어머니가 간암으로 입원해 계셔서 병원에도 자주 들러야 했습니다. 게다가 야근이 잦은 남편에게 생활 리듬을 맞춰야 했으므로 생활이 아주 불규칙했습니다. 평균 수면 시간도 4~5시간에 불과했습니다. 성격도 급해서 언제나 날이 서 있었습니다. 그러니 저도 모르는 새에 스트레스가 쌓였을 것입니다. 식사도 대충했습니다. 남편에게는 밥을 차려줬지만 저는 늘 빵과 커피로 때웠습니다. 사람들이 그러면 안 된다고 충고했지만 고칠 수가 없었습니다. 그러다 보니 언제나 지쳐 있었고 잠이 부족했습니다. 푹 자고 싶었지요. 그러던 어느 날 난소암이 발견되었습니다. 몸이 연거푸 신호를 보냈는데도 마음가짐이나 생활 습관을 바꾸지 못한 탓에 암이 발병한 것이었죠.

저는 오랫동안 5대 습관과 동떨어진 삶을 살았어요. 잠이 늘 모자랐고, 제대로 된 음식을 먹지 못했으며, 온열에도 무관심했고, 운동도 못했습니다. 게다가 웃기는 커녕 늘 초조함에 시달렸습니다.

리본의 직원들은 무던합니다. 환자를 과보호하지도, 내버려두지도 않죠. 모두 자연스럽고 편안합니다. 우리를 병자로 보지 않으니 병자로 취급하지도 않습니다. 마치 먼 친척 같은 심리적 거리를 지켜줍니다.

귀가할 때가 되면 사람들은 하나같이 "사흘쯤 더 있으면 좋겠다"라고 말합니다. 그만큼 편안한 곳입니다. 남편과 직원들 덕분에 이렇게 호강하게 되었으니 정말 고맙습니다.이곳은 시설이라기보다 여행자 숙소 같습니다. 딱히 치료받는다는 인식도 없이 자연스럽게 치유되고 있는 느낌입니다.

　　그런데 여행 온 기분이라서 제가 병자라는 사실을 자꾸 잊곤 합니다. '나는 암 환자가 아니야', '나는 병자가 아니야'라고 다짐해서 그런 게 아닙니다. 자연스럽게 그렇게 생각하게 됩니다. 또 그런 생각이 날이 갈수록 강해집니다. 이런 분위기 속에서 자연 치유력이 발휘되는 것 같습니다.

　　다른 암 환자들도 "오늘은 식사하셨네요!"라며 저를 칭찬해줍니다. 처음 왔을 때 제가 전혀 먹지 못했던 것을 기억하는 환자들과 직원들이 요즘은 "안색이 너무 좋네요! 아픈 사람 맞아요?"라며 자기 일처럼 기뻐합니다. 괜한 간섭이 아니라 진심에서 우러나 그렇게 말해주는 게 정말 고맙습니다.

S씨 이야기

　○년 5월, S씨는 역류성 식도염이 생겨 병원 진료를 받았습니다. 검사 결과 위암 3기라는 진단을 받고 위와 비장을 완전히 적출했으나, 위 림프샘 전이가 발견되어 다음 달부터 항암 치료를 개시했습니다. 그 후 항암제 부작용으로 통증과 부종, 나른함과 정신적 불안에 괴로워하다가 같은 해 11월에 저를 찾아왔습니다. 상담을 거친 결과, 예전 병원의 항암 치료를 지속하면서 우리 클리닉에서도 가능한 방법을 병행하는 식으로 치료를 진행하기로 했습니다.

　초진 이후 한동안은 굉장히 온순한 사람이라고 느꼈습니다. 가족을 위해, 주변 사람들을 위해, 생활을 위해 일을 착실히 하는 것이 자신에게 주어진 삶의 방식이라고 온몸으로 말하는 듯한 성실 근면한 사람이었습니다. 그러나 S씨는 조금씩 달라졌습니다.

"후나토 선생님과 상담한 후, 암이 생긴 이유를 차차 깨닫게 됐어요. 어렸을 때부터 '나는 행복해져서는 안 된다', '착한 아이로 살아야 한다'라며 마음을 닫아버렸습니다. 그 후 자신에게 거짓말을 해가며 57년간 마음을 열지 않았죠. 그래서 암이 생긴 거예요. 하지만 발병을 계기로 마음가짐이 확 달라졌습니다. 암을 처음 발견했을 때 암이 제게 이렇게 물었어요. '왜 너답게 살지 않지? 너에게 가장 중요한 건 뭐야?'라고요. 그래서 곰곰이 생각해보니 가장 중요한 건 저 자신이더라고요. 발병 전에는 휴가도 없이 일했고 밥 먹기도 귀찮아서 술로 끼니를 때우는 심각한 상태였어요. 몸에 무리가 갈 수밖에 없었죠. 암 선고에 당연히 충격을 받았지만, 한편으로는 '이제 자유로워지겠구나'라는 안도감 같은 것도 있었어요. 그러니 앞으로는 즐기며 살려고요."

S씨는 다른 병원에서 항암제 치료를 받으면서 우리 클리닉의 고농도 비타민C 수액 요법, 환원 전자 요법, 온열 요법, 최면 요법 등 보완 대체 요법을 병행하기 시작했습니다. 그래도 암은 점점 진행되었습니다. 복막 전이

로 소변과 대변 배설에 문제가 생겼고, 곧창자방광오목*
전이로 복막의 가장 깊은 곳까지 암이 번져 혈변을 보게
되었습니다. 인공 항문 수술을 받으려던 차에 암이 결국
폐까지 번졌습니다. 그러자 S씨는 효과가 없다며 항암
치료를 중단했습니다.

"예전에 못 했던 일에 하나씩 도전해보자는 생각이
들었어요. 그중 하나가 남 앞에서 노래하는 거였죠. 리본
한 후에는 남 앞에서 노래하는 일이 즐거워졌습니다."

S씨는 자신을 '미스터 리본'이라 부르며 사람들 앞
에서 노래하기 시작했습니다. 그렇게나 얌전했던 사람이
밴드의 리드 보컬로 활동할 줄은 아무도 상상하지 못했
을 것입니다. 저도 정말 놀랐습니다. 그런데 자기표현을
시작한 후 S씨의 종양 표지자 수치가 상승을 멈추었습니
다. 모르핀을 중단했는데도 통증이 심해지지 않았고 혈
뇨도 멈추었습니다. 놀라움의 연속이었죠.

이후 S씨는 한 달에 하루씩 리본 호라도에 머물렀습
니다.

"대자연에 둘러싸여 있다 보면 지금 내가 살아 있는
의미를 생각하게 됩니다. 아니, 느끼게 된다고 해야겠네

---

*   남자의 방광과 직장 사이에 있는 오목한 부분

요."

초진 후로 1년 7개월이 흘렀습니다. S씨는 병세가 나아지지 않았는데도 저에게 또다시 놀라운 선언을 했습니다.

"이제 암 환자로 살지 않겠습니다."

병이 계속 진행되면 좌절하기 쉽습니다. 그 탓에 의사가 선고한 기간밖에 못 버티고 숨을 거두는 사람도 많습니다. 그러나 S씨는 '나는 좌절 따위 사양하겠어'라며 자신이 하고 싶은 일을 했습니다. 그 결과 의사의 선고보다 훨씬 오래 살 수 있었습니다.

2년 4개월 뒤, S씨는 결국 운명했습니다. 저는 장례식 때 S씨의 자녀들에게 이렇게 말했습니다.

"아버지는 대단한 분이셨어요. 밴드의 리드 보컬로도 활동하셨죠."

그러자 모두 깜짝 놀라 되물었습니다.

"네? 아버지가 노래를 불렀다고요?"

자식들은 아버지의 활동을 전혀 모르는 듯했습니다. 자식에게는 자식의 세계가, 본인에게는 본인의 세계가 있었던 거죠. S씨가 가족이나 주변 사람이 아니라 자신을 위해 하고 싶은 일을 했다는 사실을 새삼 확인할 수 있었습니다. 부인이 보여준 S씨의 수첩에는 이런 말이 적혀 있었습니다.

"최선을 지향하며 최악을 준비한다."

훌륭한 마음가짐입니다. S씨는 최악을 준비하면서도 최선을 지향했습니다. 마지막 순간까지 하고 싶은 일을 하며 멋지게 살아낸 그 삶에 크게 감동했습니다. 그래서 저는 S씨를 지금도 잊지 못합니다.

W씨 이야기

　　○년 4월, W씨는 오른쪽 유선 바깥쪽에 큰 멍울이
잡히고 오른쪽 팔 부종이 심해져서 가까운 병원을 찾았
습니다. 진단 결과 진행성 유방암 4기에 뼈, 목, 폐 림프
샘 등에도 암이 전이되었다고 했습니다. 담당 의사는 원
칙에 따라 W씨에게 방침을 전달했습니다. 의사 앞에 놓
인 용지에는 '치료' 부분에 가위표가 쳐져 있었고, 의사
는 연명 치료밖에 남지 않았다고 설명했습니다. 돌봐줄
가족과 지인에게 상황을 알리고 마지막을 준비하라는
말을 들은 W씨는 '이 의사에게는 두 번 다시 진료받지
않겠다'고 결심했다고 합니다.

아이에게 아토피가 있어서 30년간 식사에 특별히 신경을 썼기 때문에 저한테 암이 생기리라고는 생각지도 못했습니다. 갑자기 들이닥친 재난이었습니다. 하지만 혹시 병이 생기더라도 자기 치유력, 자연 치유력으로 대처하자고 오래전부터 생각했기 때문에 제 생각을 받아들여줄 의사와 병원을 찾다가 후나토 선생님을 알게 되었습니다.

○년 5월, 리본 호라도에서 외래 진료를 받았습니다. 선생님은 의사이기 전에 인간으로서 제 이야기에 진심으로 귀 기울여주셨습니다.

"암도 환자분의 세포입니다. 암도 살아 있어요."

"암은 환자분에게 절대 죽으라고 말하지 않습니다."

"암은 빚쟁이와 같습니다. 빚을 갚으면 그 사람 앞에 다시 나타나지 않아요. 빚을 갚는다는 건 암의 말을 잘 듣고 실천한다는 뜻입니다."

선생님과 이야기하는 동안 이전의 제 인생이 '참애고' 그 자체였다는 사실을 깨달았습니다.

"환자분의 생활 방식, 생활 습관이 면역력을 깎아먹

어서 암이 발병한 거예요."

이전의 의사는 암이 생활 습관과 전혀 무관하다고
했는데, 후나토 선생님은 정반대로 말씀하셨죠. 저는 후
나토 선생님의 말씀에 믿음이 갔습니다.

가족이 지지해준 덕분에 자기 치유력을 높이는 치료
(고농도 비타민C 수액 요법, 온열 요법, 환원 전자 요법, 호르몬
요법)를 받으며 장기 숙박하기로 했습니다. 리본 호라도
에서는 설문지부터 작성했습니다. "당신의 기쁨, 즐거움
은 무엇입니까?"라는 질문에 "주변 사람을 기쁘게 하거
나 남에게 도움이 되는 것"이라고 답했더니 직원분이 이
렇게 말했습니다. "그건 본인의 즐거움, 기쁨이 아니잖아
요."

곰곰이 생각해보니 저에게는 즐거움이나 기쁨이 없
었습니다. 저는 이때 처음으로 저 자신을 마주하게 되었
습니다. 리본 호라도에서는 종일 자신을 마주할 수 있었
고 진짜 나는 어떻게 하고 싶은지 자신에게 물을 수 있었
습니다. 대자연을 만끽하거나 명상하다 보면 눈물을 흘
리며 제가 뒤집어쓰고 있었던 잘못된 갑옷을 한 꺼풀씩
벗을 수 있었어요. 내 안의 힘을 믿고 나를 믿어주는 일
에 조금씩 눈떴습니다. 그리고 한동안 머무르면서 제 마
음 깊은 곳에 사랑받고 싶은 욕구가 있었음을 알아챘습

238

니다. 착한 아이로 살고 착한 아내로 살면 사랑받을 거라는 생각이 잘못되었다는 것도 깨달았습니다.

★ ★ ★

W씨는 암을 치료하려고 애쓰지 않았습니다. 대신 '이 암은 나에게 대체 뭐라고 말하는가?'라고 자신에게 물으며 생활 습관을 개선하려고 노력했습니다.

사실 W씨는 가족 문제로 고민하고 있었습니다. 남편에게 다른 여자가 생겼기 때문입니다. "그래도 저는 아내로서 남편을 따를 수밖에 없어요"라고 말하기에 제가 물었습니다.

"본인을 배신한 사람에게 헌신하려고요?"

"네, 아내로서 내조해야 하니까요."

저는 펄쩍 뛰었습니다.

"무슨 소리예요? 말도 안 돼요!"

"네?"

"그런 사고방식이 W씨의 마음을 죽이고 몸을 망가뜨린 거예요."

다른 직원들까지 말도 안 된다고 조언하자, W씨도 주위 의견에 귀를 기울여 마음을 바꿨습니다. 남편과의 관계에만 한정된 문제가 아니라 '○○해야 한다'라는 생각에 기반한 생활 습관이 문제라고 보고 그 습관을 고치기로 한 것입니다. 그래서 W씨는 이혼을 결심했습니다.

W씨의 종양은 점점 작아졌지만 팔의 부종이 아직 남아 있었고 오른쪽 겨드랑이에서는 분비물이 계속 나왔습니다. 불안해진 W씨가 분비물에 관해 묻기에 제가 단박에 대답해주었습니다.

"나올 건 나오게 두세요!"

이 말에 W씨가 웃으며 말했습니다.

"속이 후련하네요."

○년 11월, 종양 표지자가 정상치로 내려간 W씨에게 완치를 선언하며 저는 이렇게 부탁했습니다.

"리본 호라도의 직원이 되어주시겠어요?"

암 환자에게 가장 설득력을 발휘하는 것은 무엇일까요? 세계적인 명성을 자랑하는 약? 세계적으로 주목받는 병원? 그런 것도 환자에게는 분명 의지가 되겠지요. 하지만 저는 암 환자에게 가장 든든한 것은 자신과 똑같았거나 더 힘들었던 사람이 건강해졌다는 사실이라고 생각합니다. 하물며 그 사람이 웃는 얼굴로 눈앞에 나타난다면 어떨까요? 그러니 암 말기였다가 완치되어 건강해진 사람을 암 환자들 사이에 투입한다면 그 '벼룩 효과' 를 감히 상상할 수 없을 것입니다.

벼룩은 키의 100~150배 높이까지 뛰어오를 수 있습니다. 그 작은 몸으로 1미터나 뛰어오르는 것입니다. 인간으로 치면 50층 고층 빌딩을 뛰어넘는 것과 같습니다. 그런 벼룩들을 10센티미터 높이의 상자에 넣고 뚜껑을 덮으면 어떻게 될까요? 처음에는 뛰어오르다 뚜껑에 계속 부딪히지만, 점차 뚜껑에 부딪히지 않는 높이까지만 뛰어오르게 됩니다. 그러면 나중에 뚜껑을 열어주어도 10센티미터 이상 뛰어오르지 못하게 된다고 합니다. 그런데 10센티미터도 못 뛰어오르는 벼룩을 원래대로 되돌릴 방법이 있습니다. 1미터씩 뛰어오를 수 있는 벼룩을 무리에 섞는 것입니다. 10센티미터도 못 뛰던 벼룩들은 1미터를 뛰어오르는 벼룩을 보고 자신의 원래 힘과 가능성을 기억해냅니다. 그리고 예전처럼 1미터를 뛰어오르게 됩니다.

이 '벼룩 효과'는 비즈니스 현장에서 주로 발휘되지만 암 치료 현장에서도 마찬가지입니다. 자신은 이미 틀렸다며 매일 눈물로 지새우는 4기 암 환자가 있는데, 그 사람에게 예전에 유방암 4기였던 사람이 다가가 이렇게 말하는 장면을 상상해보세요.

"그게 무슨 소리예요? 저를 봐요. 이렇게 건강해졌잖아요. 울고 있을 때가 아니에요. 웃으며 살아야 즐겁죠. 그러니 지금이라도 하고 싶은 일을 하세요!"

이렇게 말하며 환하게 웃는다면 어떨까요? 아마 환자에게는 그 웃음만 한 특효약이 없을 것입니다.

리본 호라도를 그런 사람이 모이는 곳으로 만들고 싶었던 저에게 W씨는 최고의 인재였습니다. 그러나 예상 밖의 일이 일어났습니다. W씨가 리본 호라도에서 일하면서 자기 마음에 솔직해진 나머지, 진짜로 하고 싶은 일을 찾은 것입니다. W씨는 과감하게 사표를 내고 원래 살던 곳으로 돌아가더니 친정집을 수리하여 카페를 차렸습니다. 카페 이름은 '리본 카페'입니다. 리본 호라도의 지점이라는 생각으로 개점한 거죠. 제 허락도 없이 말입니다. 물론 저는 괜찮습니다. W씨가 건강해져서 자신이 원하는 삶을 찾은 것이 무엇보다 기쁘니까요.

Y씨 이야기

마지막 주인공인 Y씨는 리본 호라도의 입소자였다가 외과에서 근무하게 된 의사입니다. 저와 같은 의료진이기도 해서 리본 호라도의 후기를 특별히 부탁했습니다. Y씨의 글을 그대로 싣습니다.

★ ★ ★

○년 6월 9일 화요일, 아침 9시에 집에서 출발하여 오후 1시에 전철에서 셔틀로 갈아타고 리본 호라도에 도착했습니다. 이곳에 이르는 길은 길고도 괴로웠습니다.

저는 1974년생으로, 여관을 운영하는 집안의 1급 건

축사 공무원 아버지 밑에서 태어났습니다.

"일하지 않는 자 먹지도 말라."

"여자라도 혼자 먹고살 수 있게 기술을 갖춰라! 자격증을 따라!"

"모든 일에 최선을 다해라. 전력투구해라."

"하면 된다."

저는 이런 말에 취한 듯 전속력으로 달렸습니다. 스트레스 따위는 없다, 매일이 행복하다며 일, 가정, 취미에 맹렬하게 달려들었죠. 그런데 해마다 받던 건강 검진 때 올해는 돈을 더 내서 종양 표지자 검사도 받아볼까 싶어 추가 검사를 받았더니, 진행성 암이 의심되니 즉시 정밀 검사를 받으라는 진단이 나왔습니다.

○년의 2년 전 12월 25일

대장암 4기, 다발성 간 전이, 다발성 폐 전이

치료하든 안 하든 상관없이 남은 시간은 1년이라는 선고를 받았습니다. 충격에 빠진 저를 대신해 남편이 다른 소견을 낼 의료 기관을 수소문했습니다. 자료를 갖고 상경했고, 기적적으로 수술받을 수 있었습니다.

○년의 2년 전 12월 28일: 대장 개복 수술

○년의 1년 전 1월 초: 중심 정맥 접근 포트 삽입하여 항암제 투여

4월 말: 대수술

6월: 흉강경으로 왼쪽 폐 수술

8월: 흉강경으로 오른쪽 폐 수술

그 후 재발 방지를 위해 항암 치료를 제안받고 보조적 화학 요법을 시작했으나 호중구가 감소하여 중단했습니다. 경구용 항암제로 변경했지만 설사 때문에 또 중단하고 CT와 MRI로 경과를 관찰했습니다.

○년 3월 초, CT 검사에서 좌우 폐 전이, 좌측 난소 전이가 확인되었고 PET 검사에서는 좌측 난소 전이 또는 난소암의 악성 병변이 있다는 진단이 나왔습니다. 그러나 당시 병원에는 부인과가 없어서 병원을 옮겼습니다. ○년 4월 6일, 새로운 병원의 의사가 항암제로 연명 치료를 하는 수밖에 없다고 선언했습니다. 항암 치료를 시작한 후 부작용으로 지옥 같은 나날이 시작되었습니다. 정신을 차리기 힘든 와중에 죽음을 두려워하는 마음과 죽고 싶다는 마음이 교차했습니다.

6월 4일, CT 검사를 했더니 폐는 안정되었으니 수술

로 난소를 적출하자는 제안을 받았습니다. 주치의가 어디까지나 완치가 아닌 연명을 위한 조치라고 거듭 다짐하더군요. 난소가 파열될 수 있다고 했으므로 그 불안이라도 없앨 요량으로 제안을 받아들였습니다.

그러던 어느 날 대장암을 먼저 앓았던 대선배에게서 리본 호라도 이야기를 들었습니다. 그곳에 가야겠다는 직감이 들어 전화로 문의하고 예약한 뒤 사전 문진표 등을 팩스로 보냈습니다. 그렇게 해서 ○년 6월 9일 오후 1시, 리본 호라도에 도착했습니다. 직원들이 따뜻하게 웃으며 반겨주었고 오후 3시에 후나토 원장님의 진료를 받았습니다. 이미 웃음을 잃어버린 저에게 후나토 원장님은 이렇게 말씀하셨습니다.

"Y씨, 지금까지 아주 열심히 사셨군요! 정말로 애썼어요. 그런데 애를 너무 많이 썼네요!"

그 말을 듣자마자 눈물이 쏟아졌습니다. 1시간 가까이 후나토 선생님과 이야기하며 계속 울었습니다. 그 후 저를 되찾는 치유와 기도의 시간이 시작되었습니다. 동시에 항암제 부작용인 권태감, 우울증과 싸워야 했습니다. 그뿐만 아니라 습진이 머리끝에서 발끝까지 온몸을 뒤덮었고 대상포진도 생겼습니다.

5박 6일간 후나토 선생님이 제안하신 작업, 행사, 강연, 상담, 치료, 요가, 명상, 요리 견학, 산책 등 모든 활동에 적극적으로 참여했습니다.

직원들은 조심스레 다가와 저를 암 환자가 아닌 한 인간으로 대해주었습니다. 모두 저를 위해 기도하고 있다는 것을 느꼈습니다. 덕분에 체류 마지막 날에는 자연스럽게 웃을 수 있게 되었습니다.

"수술이 끝나면 또 신세 지겠습니다."

이렇게 직원들과 인사하고 울고 웃으며 리본 호라도를 떠났습니다.

○년 6월 26일, 수술을 무사히 마치고 예정보다 이틀이나 이른 7월 2일에 퇴원했습니다. 스기우라 다카유키 씨의 에너지를 받을 생각으로 2박 3일 체류를 급히 결정하고 7월 8일에 리본 호라도로 돌아왔습니다. 직원들과 이번에도 울고 웃으며 재회했습니다. 후나토 선생님은 제게 이렇게 말씀하시더군요.

"Y씨, 다른 사람이 됐네요. 무슨 일 있었어요?"

"네, 수술이 막 끝났지만 몸 상태가 좋아서 여기 요양하러 왔어요."

"잘됐네요!"

"또 일주일 후에 요양하러 올 테니 잘 부탁드립니다."

"네, 하하하!"

선생님과 함께 크게 웃었습니다.

세 번째로 입소할 때 후나토 선생님이 진료실에서 이렇게 물었습니다.

"Y씨, 하고 싶은 일 있어요?"

"저는 강연을 하고 싶어요. 스기우라 씨나 홋카이도 의 사쿠라이 히데네櫻井英代 씨*처럼 제 이야기를 사람들에 게 들려주는 것이 꿈이에요. 사람들에게 도움을 주고 싶 거든요."

그랬더니 "이번 금요일에 리본 호라도 직원들 앞에 서 1시간 정도 강연해주세요"라고 하셨습니다. 놀라운 제안이었습니다.

"감사해요, 하지만 전 아직 완치되지 않았는데요."

"상관없어요! 놀라울 정도로 좋아졌잖아요! '리본' 하신 거예요."

그렇게 첫 강연을 무사히 진행했습니다. 제 꿈 하나 가 이뤄진 것입니다.

리본 호라도는 '지금을 살아야 한다', '지금의 나로 충분하다', '나답게 살아도 된다'라는 사실을 가르쳐주 었습니다.

★   암성 복막염으로 복수가 차서 시한부로 선고받았던 여성. 아직 완치되지 않 았지만 웃음 요가 강사로, 주로 스기우라 다카유키와 함께 활동함—글쓴이 주

물론 불안과 공포는 여전히 사라지지 않은 채 제 마음을 어지럽힙니다. 하지만 이제 부정적인 감정이 있어도 괜찮다고 생각합니다. 저는 암세포와 함께 살아가려 합니다. 암세포에 사랑과 관심을 줄 것입니다.

앞으로도 리본 호라도, 후나토 선생님, 리본의 직원분들께 신세를 많이 질 듯하네요. 함께 머무르는 분들에게도 감사합니다. 사랑과 기도가 넘치는 리본 호라도에서 저 자신을 되찾게 되어 정말 기쁩니다.

저는 '암 선생님'을 통해 자신을 알았습니다. 부끄러워 숨기려 했지만 고백하겠습니다. 저는 지금까지 사람들 앞에서 위선자로 살았습니다. 저는 약한 자신뿐만 아니라 약한 존재는 모두 부인하고 싫어했습니다. 그래서 자신에게 엄격하고 남에게도 엄격했죠. 비위를 잘 맞추는 사람이었지만 남들에게 보여준 친절은 위선이었습니다. '암 선생님'은 저에게 생각할 시간을 주고 새로운 삶의 방식을 가르쳐주었습니다.

마지막으로 웃으며 리본 호라도에 저를 보내주고 "건강하게 돌아와서 기쁘다"고 말해준 가족들에게 정말 고맙습니다. 감사하는 마음뿐입니다. 가족이 지지해주지 않았다면 저는 삶을 포기했을 것입니다. 정말 감사합니다.

지금을 산다

   암 발병 전, 저는 현실을 외면한 채 "내가 암에 걸릴 리가 없어!"라고 중얼거렸습니다. 암 발병 후에는 "난 괜찮아"라고 계속 다짐했던 것 같고요. 아내의 말로는 제가 암이 발병한 뒤 점점 더 고집스러워져 제멋대로 행동한다고 합니다. 그 말을 듣고 사실은 기뻤습니다.

   저는 어릴 때부터 상당히 제멋대로였지만, 그 성격을 억누르고 살다 보니 암이 생겼습니다. 하지만 암이 '참애고'를 중단해야 한다고 말해준 덕분에 더는 참지 않고 본래의 성격으로 돌아간 것입니다. 그래서 아내에게 "이게 진짜 내 모습이야. 원래 나는 제멋대로거든"이라고 대꾸했습니다. 그러면서 '이렇게 말할 수 있게 된 걸 보니 이제 다시는 암에 걸리지 않겠구나'라는 생각이 들었습니다.

물론 안하무인으로 산다는 뜻은 아닙니다. 암 환자 중에 간혹 "나는 병자니까 더 친절하게 대해!"라든가 "암 환자를 우선해!"라며 암을 구실 삼아 이기적으로 행동하는 사람이 있지만, 이런 사람은 논외입니다. 암이나 투병 문제가 아니라 인간성 문제니까요. 즉, 타인에게 폐를 끼쳐도 된다는 말이 아니라 자기 마음에 정직해져야 한다는 것입니다.

암은 축구의 옐로카드처럼 인생에 남은 시간이 많지 않다고 경고합니다. 카드를 받은 후에는 하고 싶은 일을 열심히 해야 합니다. 그래야 지고 있었더라도 슛을 넣어 동점을 만들 수 있습니다. 그 순간 인생의 연장전이 시작되는 셈입니다.

덕분에 요즘 저는 외래 진료를 즐기고 있습니다. 진료 시간을 신경 쓰지 않고 한 사람, 한 사람과 대화를 천천히 나누는 것입니다. 너무 오래 기다리게 한다고 화를 내는 환자분께는 죄송하다고 사과하지만, 솔직히 입에 발린 소리일 뿐 진심으로 반성하지는 않습니다. 기다리기 싫으면 우리 클리닉 말고 다른 병원으로 가면 되잖아요? 제가 이렇게 뻔뻔스러워졌습니다.

저는 약 20년 동안 한 달에 한 번, 조례를 열었습니다. 클리닉을 비롯하여 리본 호라도, 그룹홈, 주간 돌봄 센터, 재활 센터 등 직원 200여 명을 전부 한데 모으기는 어렵지만 되도록 많이 모일 수 있게 신경 씁니다. 그 자리에서 제가 어떤 생각으로 클리닉을 개설하고 운영하는지, 앞으로 어떤 일을 하고 싶은지 이야기했습니다.

하지만 암 발병 이후 한동안 조례에서 아무 말도 하지 못했습니다. 앞으로 어떤 일을 하고 싶은지 말할 수 없었습니다. 도무지 뭘 해야 할지 모르게 됐으니까요.

암 발병 전에는 나름대로 환자의 미래를 생각했습니다. '이 사람의 미래를 위해 최선을 다하자'라든가, '환자가 장래의 목표를 달성하려면 지금 무엇을 해야 할까?'라는 식으로 말입니다. 그런데 암 발병 후에는 '지금을 살아야 한다'는 생각으로 환자를 대합니다. 여기서 말하는 '지금'이란 '오늘'이나 '최근 몇 년' 정도가 아닙니다. 좀 더 짧은 순간입니다. 말 그대로 '바로 이 순간'이죠.

미래를 보던 시절에는 '지금'을 보지 않았습니다. 눈앞을 보지 않고 언제나 미래에서 역산했습니다. 즉, 이상을 보고 있었던 것입니다. 암이 발병한 후에야 '지금을 제대로 살아야 제대로 된 미래를 만들 수 있다'는 사실을 깨달았습니다.

암은 대단합니다. 저 역시 암에 걸리지 않았다면 생활 습관을 절대 바꾸지 못했을 것입니다. 그래서 저는 신장암을 친근하게 '암 군'이라고 부릅니다. 넘치는 깨달음을 가져다주고 제 삶을 완전히 바꾸어놓은 '암 군'에게 진심으로 고맙습니다.

백세인의 경지

100세를 넘긴 사람을 백세인Centenarian이라고 부릅니다. 그분들에게는 특징이 있습니다. 설사 몸져누운 상태여도 '오늘이 최고로 행복한 날'이라고 생각한다는 거죠.

일전에 우리 클리닉에서 101세 할머니가 외래 진료를 받았습니다. 귀가 조금 어두웠지만 치매는 없었습니다. 할머니께 연세가 어떻게 되는지 묻자 방긋 웃으시더군요.

"스물다섯 맞죠?"라며 농담을 던졌더니 "누굴 바보로 알아? 101살이야!"라고 대답하셨습니다.

저는 할머니에게 그래프를 하나 그려달라고 했습니다. 가로축이 나이, 세로축이 행복도인 그래프였습니다.

인생에는 굴곡이 있게 마련입니다. 시기마다 이런저런 사건이 있었을 테니 행복도도 오르락내리락하는 게 보통 이겠죠. 그러나 할머니의 행복도는 쭉 100점이었습니다.

"진짜예요? 병을 앓거나 일에 실패하거나 남편과 사별하거나 힘든 일도 많았을 텐데요. 그럴 땐 100점이 아니었잖아요."

"그때는 괴로웠지만 지금 점수는 100점이야."

"그럼 태어났을 때는요? 그때는 기억이 없잖아요."

"100점. 태어났으니까 지금의 내가 있는 거지."

그렇습니다. 할머니는 하나뿐인 오늘을 살고 계셨습니다. 그런 마음가짐 덕분에 장수하셨을 것입니다. 도저히 반박할 도리가 없어 감탄할 따름이었습니다.

"오늘이 최고로 행복한 날이야."

나이가 몇이 되든 할머니처럼 말할 수 있도록 이 순간을 차곡차곡 쌓아 올리며 살고 싶습니다. 진심으로 그러기를 바랍니다.

참고문헌

아보 도루安保徹, 《아보 도루의 면역학 강의安保徹の免疫学講義》, 산와三和서
적, 2010.
한국판: 《면역학 강의》, 물고기숲, 2017.

아보 도루, 《아보 도루의 병 걸리지 않는 3대 면역력安保徹の病気にならない
三大免疫力》, 지쓰교노니혼샤実業之日本社, 2007.
한국판: 《잠, 호르메시스, 반신욕이 암을 이긴다》, 한언, 2014.

야나기사와 아쓰오柳澤厚生, 《괴롭지 않은 암 치료つらくないがん治療》, 지비
(G.B.), 2017.
한국판: 《비타민C가 암을 죽인다》, 넥스트인북스, 2008.

야나기사와 아쓰오, 《초고농도 비타민C 수액 치료超高濃度ビタミンC点滴療
法》, PHP연구소, 2013.

도널드 에이브럼스와 앤드루 와일Donald I. Abrams MD & Andrew T. Weil MD, 《통합종양학Integrative Oncology》, 옥스퍼드 대학 출판Oxford University Press, 2014. 한국판: 《통합종양학》, 스마트책방, 2017.

오노 사토시大野 智, 쓰타니 기이치로津谷 喜一郎(편집), 《상보: 대체 의료의 현상을 보다相補·代替医療の現況をみる》, 난잔도南山堂 치료 3월 증간호, 2007.

일본 하이퍼서미아 학회日本ハイパーサーミア学会, 《하이퍼서미아: 암 온열 치료 가이드북ハイパーサーミア がん温熱療法ガイドブック》, 매일건강살롱毎日健康サロン, 2008.

안드라스 사스András Szász와 모리타 쓰네오盛田常夫, 《종양 온열 치료법 온코서미아腫瘍温熱療法ーオンコサーミア》, 니혼효론샤日本評論社, 2012.

이토 요코伊藤要子, 《열 충격 단백질 온열 건강법ヒートショックプロテイン加温健康法》, 호켄法研, 2013.

아카기 준지赤木純児, 《수소 가스로 암이 사라진다?水素ガスでガンは消える！?》, 다쓰미辰巳출판, 2019.

시로타니 마사히코城谷昌彦, 《장내 세균이 기뻐하는 생활腸内細菌が喜ぶ生き方》, 가이류샤海竜社, 2019.

국립 암 연구 센터 연구소国立がん研究センター研究所, 《'암'은 왜 생기는가, 그 메커니즘에서 게놈 의료까지「がん」はなぜできるのか そのメカニズムからゲノム医療まで》, 고단샤講談社, 2018.

켈리 터너Kelly A. Turner, 《근본적 완화Radical Remission》, 하퍼콜린스HarperCollins, 2014.

한국판: 《암, 그들은 이렇게 치유되었다》, 샨티, 2022.

션 스티븐슨Shawn Stevenson, 《최고의 뇌와 신체를 만드는 수면 기술Sleep Smarter》, 로데일북스Rodale Books, 2016.

노먼 커즌스Norman Cousins, 《환자가 인식하는 질병의 해부학적 구조Anatomy of an Illness As Perceived By the Patient》, WW 노튼WW Norton, 2005.
한국판: 《웃음의 치유력》, 스마트비즈니스, 2007.

노보리 미키오昇幹夫, 《최신판 웃음은 마음과 뇌의 처방전最新版 笑いは心と脳の処方せん》, 후타미레인보우二見レインボー문고, 2006.

고바야시 히로유키小林弘幸, 《'의식하지 않는' 힘: 잘될 때는 결국 모두 '자연체'「意識しない」力うまくいくときは´結局みんな、「自然体」》, 분쿄샤文響社, 2017.
한국판: 《의식하지 않는 기술》, 이터, 2018.

노구치 호조野口法蔵, 《직관력을 기르는 좌선 단식直観力を養う坐禅断食》, 나나쓰모리쇼칸七ツ森書館, 2015.

일본 의사회(감수), 《신판 암 완화 케어 가이드북新版がん緩和ケア ガイドブック》, 세이카이샤青海社, 2017.

NPO 법인 암 환자 모임 이즈미노카이ＮＰＯ法人がん患者会 いずみの会, 《암에 걸렸다면 – 낫는 사람이 되자がんになったら-治る人に変わろう》, 후바이샤風媒社, 2019.

스기우라 다카유키杉浦貴之, 《생명은 그렇게 연약하지 않아命はそんなにやわじゃない》, 간키かんき출판, 2011.

덴게 시로天外伺朗, 《무분별지 의료의 시대로無分別智医療の時代へ》, 나이가이內外출판사, 2017.

후나토 다카시船戸崇史, 《천국으로 가는 계단ステップトゥーザヘブン》, 기후岐阜신문사, 2007.

후나토 다카시, 《기적의 의료 상·하奇蹟の医療上·下》, 요로즈よろず의료회 러덕ラダック기금, 미상.

참고 웹사이트

국립 암 센터国立がんセンター, 암 정보 서비스がん情報サービス : https://ganjoho.jp/public/index.html

세포가 암이 되는 구조細胞ががん化する仕組み : https://ganjoho.jp/public/dia_tre/knowledge/cancerous_change.html

건강 장수 네트健康長寿ネット : https://www.tyojyu.or.jp/net/kenkou-tyoju/eiyou-shippei/yobou-gan-shokuji.html

수액 요법 연구회点滴療法研究会 : https://www.iv-therapy.org/

일본 홀리스틱 의학 협회日本ホリスティック医学協会: http://www.holistic-medicine.or.jp/holistic/

HSP 프로젝트 연구회HSPプロジェクト研究所: https://www.youko-itoh-hsp.com/

후나토 클리닉 통신フナクリ通信: https://funacli.jp/wp/collumn/history.html

저자 후기

거듭 말하지만 암 치료에 임할 때는 다음과 같은 인식이 가장 중요합니다.

① 사람은 낫게 되어 있다.
② 암이 안 생기는 사람은 없다.
③ 누구나 언젠가 죽는다.

①은 지금 유행하는 코로나19를 대할 때도 똑같이 적용됩니다. '밀폐, 밀집, 밀접'의 '3밀' 피하기, 집에 머물기, 사회적 거리두기 등 바이러스 감염 방지 대책이 떠들썩하게 보도되고 있지만(2020년 8월 기준) 바이러스를 피

하는 데는 아무래도 한계가 있습니다. 게다가 이제는 코로나19를 주기적으로 유행하는 감염병으로 취급하므로, 어디에나 바이러스가 있다고 생각하는 게 좋습니다. 앞으로는 면역력을 강화해 감염되어도 발병하지 않는 몸을 만드는 것이 훨씬 중요합니다.

면역력이란 암을 예방하는 시스템이자 암을 없애는 자연 치유 시스템입니다. 그런데 이것은 아는 사람만 작동시킬 수 있는 시스템이 아닙니다. 모든 사람의 몸에 갖추어져 있고 저절로 작동하는 시스템이죠. 그리고 그 기능을 강화하는 생활 습관이 '좋은 수면, 좋은 식사, 온열, 운동, 웃음'의 5대 습관입니다. 금연, 금주는 기본이고요. 이런 습관이 몸에 밴 사람은 코로나19에 감염되어도 발병하지 않습니다. 그러나 잠을 충분히 자지 않고 끼니를 대충 때우고 운동하지도 않고 몸을 차게 만드는 데다 웃지도 않는 사람이라면, 유감스럽게도 발병을 막기 어렵습니다. 매일 몸속에 생기는 암세포를 없앨 수도 없습니다. 그 결과 암이 발병하는 것이죠.

하지만 이 책을 읽은 분이라면 코로나19든 암이든 우리를 죽이려는 것이 아니라 우리에게 "지금처럼 생활해도 괜찮겠어?"라고 묻고 있을 뿐이라는 사실을 잘 알 것입니다. 만약 아직 암이 발병하지 않았는데 코로나19

때문에 겁을 먹고 있다면, 일단은 감염을 예방하면서 튼튼한 몸을 만드는 생활(면역 습관)을 착실히 실천하시기 바랍니다.

I씨의 사례에서 보았듯, 우리 몸은 시한부로 선고받은 후에도 90퍼센트 이상의 암 덩어리를 없애버릴 만큼 강력한 자연 치유력을 갖추고 있습니다. 누구나 그렇습니다. 그러나 우리 몸이 그 힘을 발휘하려면 생활 습관이 건전해야 합니다. 그러니 본인의 몸을 더 믿고, 본인을 믿을 수 있도록 생활하세요. 이 믿음을 '자신감'이라고 합니다. 자신감이 붙으려면 느슨해지지 않고 올바른 생활 습관을 유지하는 것이 무엇보다 중요합니다. 그런 사람만이 코로나와 암의 시련을 피할 수 있습니다.

불안을 없애려면 정확한 정보가 필요합니다. 그러나 코로나와 암에 관해 부정적인 정보만 매일 듣다 보면 그 정보가 아무리 정확해도 의욕이 생기지 않을 것입니다. 옳지만 힘 빠지는 정보는 하루 한 번 정도만 듣고, 나머지 시간은 즐겁게 보내는 게 좋습니다.

게다가 우리는 암을 치료하거나 코로나에 걸리지 않기 위해 태어난 것도, 살아가는 것도 아닙니다. 하지만 정보에 휩쓸리다 보면 불안과 공포에 점점 빠져들어 '죽지 않기 위해 사는 인생'으로 치우치기 쉽습니다. '코로나

걸리지 않기', '암 치료하기'만을 위한 인생 말입니다. 그러려고 태어났나요? 아니겠죠. 이렇게 어려운 시대와 환경 속에서도 하고 싶은 일이 있고, 그 일을 성취하고 싶어서 설레는 마음으로 이 세상에 태어났을 것입니다.

죽음이라는 현실에 대해 가볍게 말할 순 없지만, 지금을 사는 것이 너무 고통스럽고 힘들고 괴로워 어쩔 줄 모르는 사람은 '죽음'만 한 은총이 없다고 여길 수도 있습니다. 괴로움과 고통에서 도망치기 위해 죽음을 선택하는 사람에게는 죽음보다 무섭고 괴로운 무언가가 있다는 뜻입니다. 사람은 살아 있는 한 어떤 일과 조우할지 모릅니다. 기적도 종종 일어납니다. 부디 암이나 실패나 좌절이나 곤경이 닥쳐와도 '그래도 웃음'으로 용기 있게 맞서보세요. 극복하지 못할 시련은 없습니다. 도저히 참을 수 없을 정도로 괴로운 일이 있더라도 마지막에는 '죽음'이라는 은총이 있으니 괜찮습니다. 사람은 누구나 죽음을 맞이할 수밖에 없으니까요.

제 생각이 치우쳐 있거나 틀렸을지도 모릅니다. 그러나 저는 이렇게 믿고 있으며 이렇게 믿어서 불편했던 적은 한 번도 없었습니다. 그렇게 생각하다 보니 "삶이란 무엇인가? 암의 의미는 무엇인가? 암은 무슨 말을 하는가? 암의 말을 들을 수 있게 도와줄 시설이 필요하지 않을까?"라는 의문이 떠올랐습니다. 그래서 3년 전 제 고향인 기후현에 암 예방 체류형 휴양소 '리본 호라도'를 설립했습니다. 암이 발병하지 않은 사람의 '초발 예방', 암 치료를 막 끝낸 사람의 '재발 예방', 암이 진행되고 전이된 사람의 '진행 예방' 등 3가지 예방을 지향하는 숙박 치료 시설입니다. 호스피스가 아니라 '암의 말을 듣기 위한 시설'이죠. 이제 막 설립되어 성장하는 중이니 여러분이 함께 키워주시길 바랍니다.

마지막으로 출간을 위해 애쓰신 유사부루 출판사의 마쓰모토 씨, 집필에 협력해주신 나카 씨에게 진심으로 감사드립니다.

후나토 다카시

265

추천사

'암', '앎'만으로는 부족하다

아이쿱소비자생활협동조합연합회 회장 김정희

노화와 질병 그리고 암

"요즘은 왜 버섯이 많이 없어요? 생산량이 부족한가?"

"많이 들어와도 매대에 진열하자마자 사람들이 사가요."

"방송에서 몸에 좋다고 했나 보죠. 조금 지나면 나아질 거예요."

장을 볼 때 이런 대화를 나누곤 한다. 지난 시간을 돌아보면 버섯은 아로니아였다가, 블루베리인 적도 있었고, 평범한 양배추와 브로콜리가 주인공일 때도 있었다. 그렇다, 사람들은 늘 건강에 관심이 많다. 몸에 좋다는 말에 장바구니 내용물이 바뀌고, 등산길에 맨발인 사람들이 늘어난다. 그리고 음식과 의학 정보를 제공하는 지상파와 케이블 방송 프로그램은 시청률이 꾸준히 나온다고 한다.

이렇게 사람들이 건강에 관심을 많이 가지는 이유는 무엇일까?

1970년 통계청 조사에 따르면 한국인의 평균 기대수명은 62.3세였다. 그로부터 50여 년이 지난 2019년 한국인의 기대수명은 83.3세다(OECD 보건통계Health Statistics 2021). 기대수명이 이렇게 늘어난 것은 사망률이 감소했기 때문인데, 그중에서도 주로 고령층의 사망률이 낮아져서다. 위생이 개선되고, 영양을 충분히 섭취하며, 의료기술이 발전한 덕분이다.

그럼에도 불구하고 사람들은 예전보다 건강과 수명에 더 많이 관심을 가진다. 그 이유는 수명은 늘어났어도 '노화'는 멈추지 않아서 심각한 질병의 위험성이 더 높아졌기 때문이다. 그리고 그 중심에는 '암'이 있다.

암, 원인은 달라도 해법은 하나

이 책은 바로 그 '암'에 대한 이야기다. 저자인 후나토 다카시는 외과의로서 많은 암 수술을 집도했지만, 정작 '메스'로 암을 치료할 수 없었음을 고백한다. 암을 제거할 수는 있지만 암이 생긴 원인을 제거할 수 없기에 진짜 치료가 아니라고 생각했고, 통상의 외과 의사와는 다른 길을 가게 된 것이다. 그러다 본인도 신장암에 걸려 투병하는 과정에서 암이 하는 말(=몸이 하는 말)을 듣기 시작했다. 그리고 암 환자의 입장에서 삶을 돌아보고 병과 치료, 삶과 죽음에 대한 특별한 통찰을 가지게 되었음을 담담하게 들려준다.

질병으로서의 암을 극복하려는 첫 노력은 암이 발병한 원인을 규명하는 것이다. 주류의 시각은 이 책에서 지적하듯 암은 '유전자 오류가 축적된 결과'라고 한다. 그러나 최근에는 당뇨, 고혈압과 같이 '대사질환'으로 보고 식생활을 비롯한 생활 습관이 암의 중요한 원인이라는 주장이 힘을 얻고 있다.

암의 원인이 무엇이든 매일매일 모든 사람에게서 나타난 암세포가 누군가의 몸에서는 사라지고, 누군가는 암으로 발전해간다. 그 과정에서 나쁜 생활 습관은 결정적이다. 이 말은 곧 암을 예방하는 길은 좋은 생활 습관을 가지는 것이라는 단순한 진리를 의미한다. 이는 이 책에 등장하는 많은 암 환자들의 실제 사례가 증명한다.

암, '앎'으로는 부족하다

암에 대해 더 많은 정보를 알고 많은 치료법을 개발해도, 결국 환자 개개인이 바뀌지 않으면 어떤 방법도 무용하다. 그래서 암에 대해서는 더 많은 지식과 정보보다는 오늘 하루 나의 습관을 돌아보는 것이 더 도움이 된다.

이 책은 그 성찰에 도움을 준다. 내가 살면서 진정으로 하고 싶은 일이 무엇인가를 생각해볼 필요가 있다. 단순히 암에 걸리지 않으려고, 혹은 암을 치료하려고 사는 것이 아니라 좋은 습관을 통해 원하는 삶의 목적을 향해 나아가야 한다.

나는 저자인 후나토 다카시와 리본Reborn을 경험한 사람들의 이야기를 읽으면서 내 인생의 목적과 건강한 삶을 위한 나만의 일상을 재구성할 수 있었고, 이는 매우 뜻깊었다.

이 책을 다 읽고 나면 더 이상 '참애고' 하지 않으며 '콩깨미채생표감요' 하는 습관을 들이게 될 것이다. 따옴표 안의 말을 소리 내어 읽기만 해도 혹시 '웃음'이 나지 않았는가? 이 모든 것이 다 암을 예방하거나 재발을 막는 좋은 단서다. 무슨 말인지 궁금하다면, 이 책을 정독하길 바란다. 그리고 암에 대한 정보를 아는 데 그치지 않고 '실천'을 통해 건강하고 행복한 일상을 만들기를 기원한다.

암을 고치는 생활 습관 — 암을 이겨낸 어느 외과 의사의 고백

1판 1쇄 찍음 2023년 9월 15일
1판 1쇄 펴냄 2023년 9월 27일

지은이 후나토 다카시
옮긴이 노경아
펴낸이 안지미
CD Nyhavn
편집 한홍

펴낸곳 (주)알마
출판등록 2006년 6월 22일 제2013-000266호
주소 04056 서울시 마포구 신촌로4길 5-13, 3층
전화 02.324.3800 판매 02.324.7863 편집
전송 02.324.1144

전자우편 alma@almabook.by-works.com
페이스북 /almabooks
트위터 @alma_books
인스타그램 @alma_books

ISBN 979-11-5992-386-9 03510

iN은 아이쿱(iCOOP)과 자연드림(Natural Dream)을 상징하는 심볼입니다.